TOBIAS DUVEN · DR. JÜRGEN SCHWARZL

MONTMORENCY SAUER KIRSCHE

- BESSERER SCHLAF
- STÄRKERES HERZ
- MEHR BEWEGLICHKEIT

WINDPFERD

Wichtige Hinweise

Die Wissenschaft ist ständig im Fluss. Die in diesem Buch vorliegenden Informationen und Methoden beruhen auf gründlicher Recherche der Autoren und wurden nach bestem Wissen und Gewissen vorgestellt. Ziel dieses Buches ist es, die Erkenntnisse der Ernährungsmedizin aufzuzeigen, wobei die Betreuung durch einen Arzt oder Therapeuten hiermit nicht ersetzt werden soll. Alle Angaben, Empfehlungen und Informationen sind ohne jegliche Verpflichtung und Garantie der Autoren und eine Haftung der Verfasser bzw. des Verlages und ihrer Beauftragten für Personen-, Sach- und Vermögensschäden ist ausgeschlossen.

Für die Angaben zu den aufgeführten Produkten kann weder seitens der Autoren noch seitens des Verlages eine Gewähr übernommen werden. Der Leser sollte in jedem Fall seinen Arzt oder Therapeuten um Rat fragen, verordnete Medikamente nicht eigenmächtig absetzen und die Anwendung der hier genannten Präparate auf seinen speziellen Bedarfsfall vom betreuenden Therapeuten prüfen lassen.

Aktuelle Informationen zur Sauerkirsche finden Sie unter:
www.sauerkirsche.info
www.montmorency.de

2. Auflage 2020

Umschlaggestaltung:
Andrea Barth | Guter Punkt – Agentur für Gestaltung
Claudia Klasing Pandolfi | The Limedrop
Covermotive: © istock/thinkstock | shoreline
Lektorat: Lucia Rojas | www.derschönstesatz.de
Layout: Marx Grafik & ArtWork
Druck: Westermann Druck Zwickau GmbH

MIX
Papier aus verantwortungsvollen Quellen
FSC® C110508

Printed in Germany
ISBN 978-3-86410-258-5
www.windpferd.de

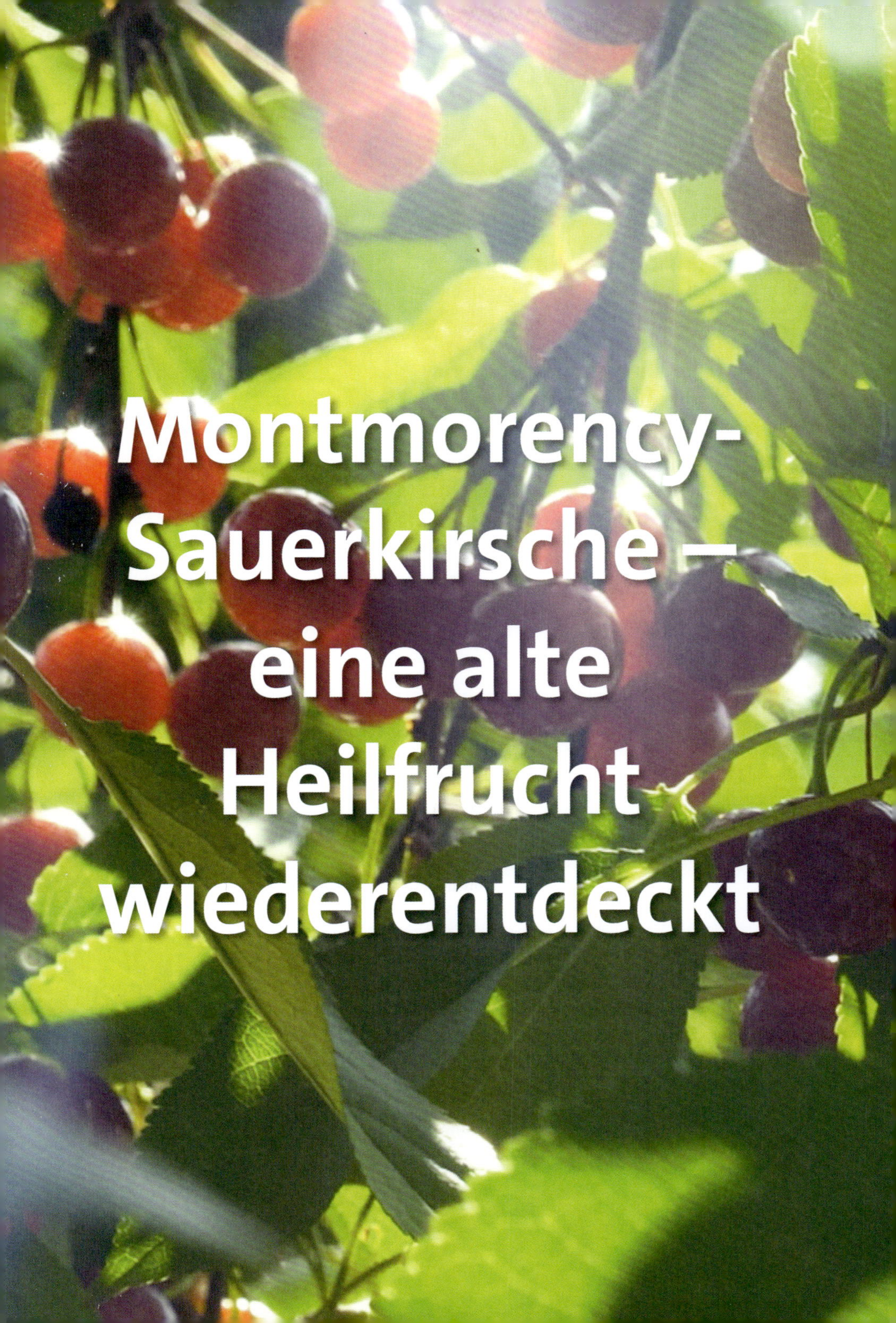
Montmorency-
Sauerkirsche –
eine alte
Heilfrucht
wiederentdeckt

Inhalt

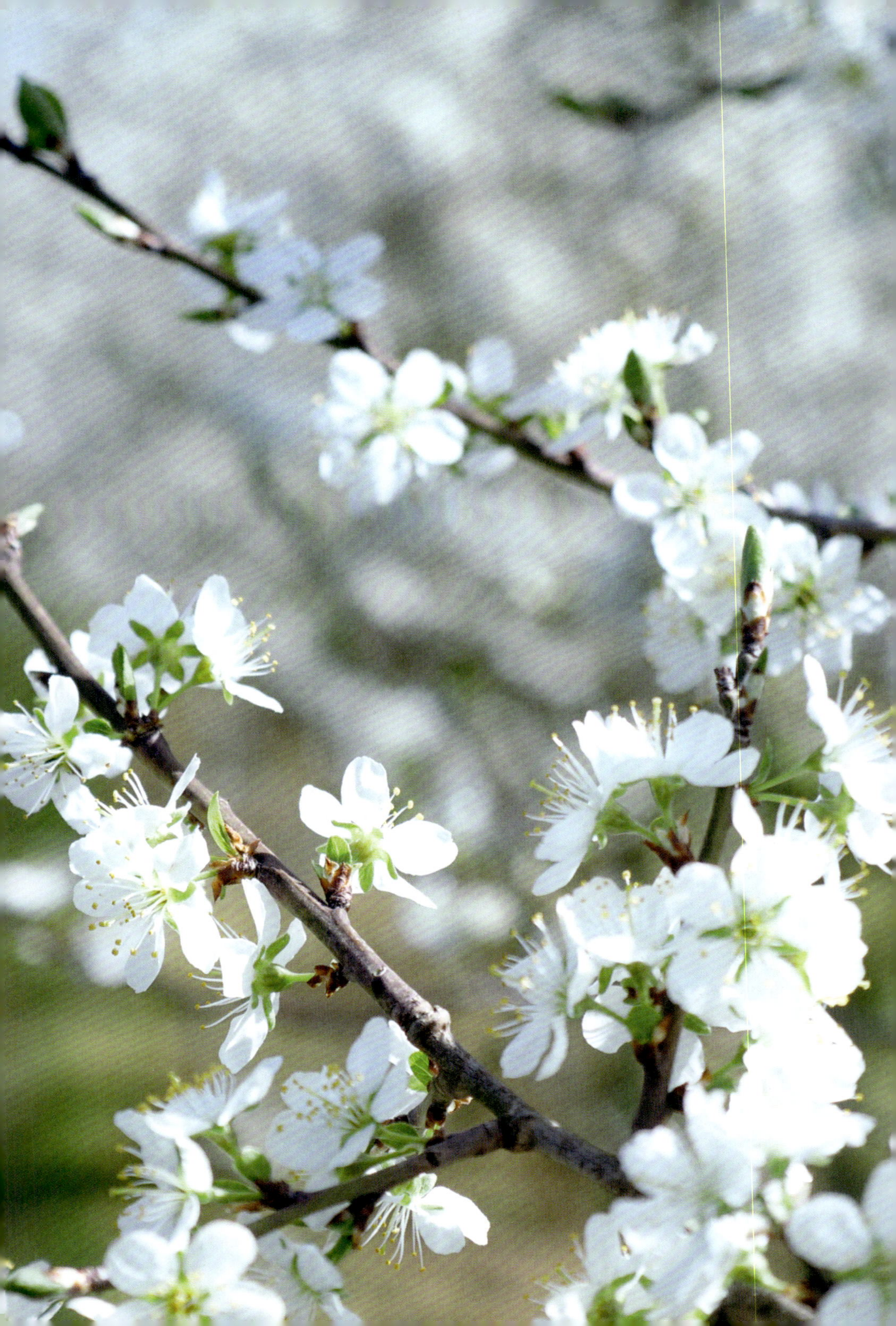

Ein Wort zuvor

Schon vor rund 900 Jahren beschrieb Hildegard von Bingen die Heilkraft der Sauerkirsche. In diesem Buch greifen wir dieses alte Wissen auf und zeigen Ihnen, welches Potenzial in dieser Frucht steckt – nicht nur geschmacklich, sondern gerade hinsichtlich ihres einzigartigen Profils an Inhaltsstoffen. Erfahren Sie auf den folgenden Seiten mehr über die verschiedenen Anwendungsbereiche und den gesundheitlichen Mehrwert von Kirschen, d.h. insbesondere der Montmorency-Sauerkirsche. Durch intensive wissenschaftliche Forschung geraten seit einigen Jahren die sogenannten Superfoods, zu denen Früchte wie Heidelbeeren, Granatäpfel, Cranberries, Sauerkirschen etc. zählen, immer mehr in den Fokus unseres Speiseplans. Gerade die Sauerkirsche bietet immenses Potenzial zur Unterstützung einer gesunden Lebensweise und zur Vorbeugung von Krankheiten sowie zum Schutz vor Mehrbelastung durch Stress. Dank der Vielfalt der Inhaltsstoffe und Wirkungsweisen profitieren junge und alte Menschen genauso von dieser leckeren Frucht wie gestresste Manager, geforderte Sportler oder gesundheitsbewusst denkende Menschen. Durch die unterschiedlichen Darreichungsformen lassen sich die Kirschen wunderbar in unsere täglichen Ess- und Trinkgewohnheiten einbauen.

Bei unseren Recherchen haben wir viele wissenschaftliche Quellen gefunden, die die Wirkungsvielfalt der Früchte dokumentieren. Dieses Buch soll vor allem dem Anwender dienen, indem es praktische Hinweise liefert, wie die Sauerkirsche ihren Platz in seinem Alltag finden kann. Das Buch versteht sich nicht als Fachbuch und richtet sich somit an Leser, die Interesse daran haben, sich aktiv mit ihrer Gesundheit auseinanderzusetzen und zu erfahren, was sie im Alltag aus der Natur zu ihrem Vorteil nutzen können.

Wir wünschen Ihnen viel Freude beim Entdecken der außergewöhnlichen Eigenschaften dieser wunderbaren Frucht, welche über die Jahrzehnte schon fast in Vergessenheit geraten war.

Tobias Duven · Dr. Jürgen Schwarzl

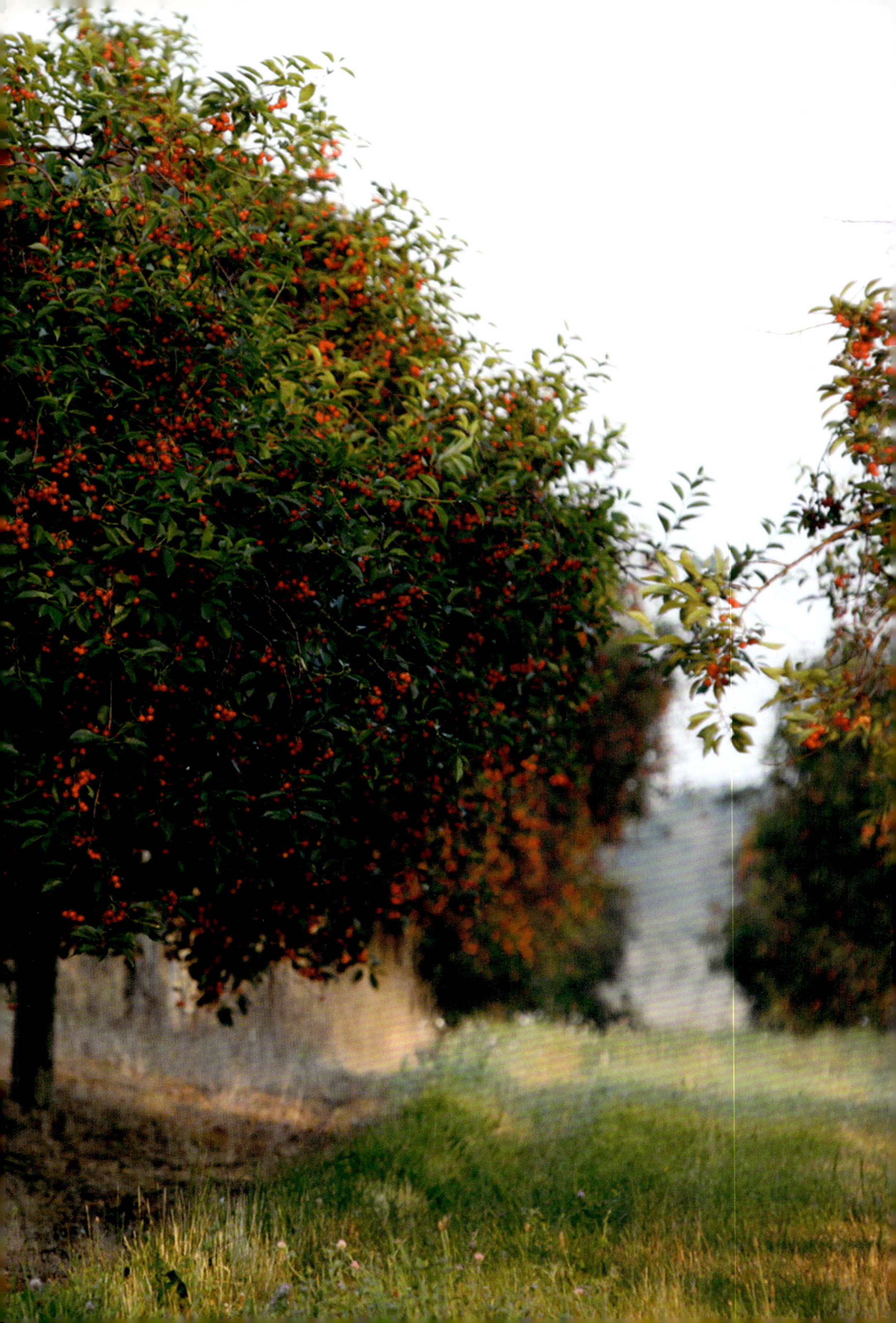

Historischer Rückblick

Ursprung und Verbreitung

Schon in der Antike wurde die Sauerkirsche als schmackhafte und nahrhafte Obstsorte geschätzt, deren Ursprung in den kleinasiatischen Küstengebieten des Schwarzen Meeres lag. Unter Alexander dem Großen brachten Soldaten die Kirsche nach Griechenland und Italien. Von dort verbreiteten die Römer die Steinfrucht dann über die Alpen nach Mitteleuropa ins Land Germanien, u. a. an den Bodensee. Darauf deuten Kirschkerne hin, die man dort bei Ausgrabungen von Römerlagern und Pfahlbauten fand. Schließlich verdankt die Kirsche den Römern ihre Verbreitung und Kultivierung bis nach Nordeuropa. Es ist anzunehmen, dass der Kirschbaum früher hauptsächlich in den Gärten und Anlagen von Fürsten und Adligen kultiviert wurde. Erst seit Ende des 18. Jahrhunderts unterscheidet man übrigens zwischen Süß- und Sauerkirschen.

Begründer der Medizin

Eine der wohl ältesten Überlieferungen zur Anwendung der Kirsche stammt von der griechischen Insel Kos. Hier soll niemand Geringerer als Hippokrates Kirschen zur Behandlung von Epilepsie verordnet haben.

Traditionelle Anwendung

Seit Urzeiten dienen Kirschen den Menschen sowohl als Nahrungs- als auch als Heilmittel. Hildegard von Bingen (1098 – 1179) beschrieb schon vor 900 Jahren in ihren Aufzeichnungen therapeutische Ansätze zur Heilung mit Kirschen. Überliefert ist z. B. die Anwendung einer Kirschkernsalbe auf Basis von Bärenfett bei Neurodermitis, entzündlichen Geschwüren und Schuppenflechte. Gleichzeitig fanden speziell die Früchte, Stiele und Kerne der Sauerkirsche bei Haut- und

Erkältungskrankheiten, Rheuma, Gicht, Blutarmut, Verstopfung, Magenschmerzen, Skrofulose und Parodontitis volksmedizinische Verwendung. Die Schößlinge der Sauerkirsche setzte man z. B. als Mixtur gegen Skrofulose in Rotwein oder Zucker an und ergänzte diesen Sud mit Walnussblättern. Bis Anfang des 19. Jahrhunderts war der Einsatz der Sauerkirsche in der Heilkunde von großer Bedeutung.

Aus der Sauerkirsche hergestellter **Kirschsirup** diente schon in der Antike als Arzneimittelträger und zur Geschmacksverbesserung von Heilmitteln. Neben innerlicher Einnahme fand der Sirup auch äußerlich als Einreibemittel bei Gicht, Rheuma und Herzbeschwerden Anwendung. Allgemein galt früher der *Syrupus Cerasum* (Weichselsaft) als ein kühlendes und durststillendes Getränk bei hitzigem Fieber. Es sollte wirksam bei Durchfällen sein und ihm wurde große harntreibende Kraft zugeschrieben. Die fett-, salz- und eiweißarmen Früchte wurden speziell bei Herz- und Gefäßerkrankungen als Krankendiät verordnet. Mit den gedörrten Früchten stillte man den Durchfall und die Ruhr. Aus den zerstoßenen, dann vergorenen Früchten wurde durch Destillation das „Schwarzwälder Kirschwasser“ (ca. 48 % Ethanol) hergestellt.

Seit der Antike ist man sich der heilenden Wirkung von Kirschen bewusst.

Kirschkernkissen

In Kissen eingenäht, die man im Ofen erhitzen oder im Gefrierschrank kühlen kann, werden die Kerne zur lokalen Wärme- oder Kältetherapie genutzt. Auch zur Hand- oder Fußmassage eignen sich solche Kissen hervorragend.

In der Volksheilkunde wurden die **Kirschstiele** (syn. Sauerkirschstiele), *Stipides Cerasorum* (syn. *Stipides Cerasi acidi, Pedunculi Cerasorum*), als Diuretikum, Stopfungsmittel und bei Blasenentzündung sowie als Bestandteil von Entfettungstees angewendet. Sie ergaben einen guten schleimlösenden Brusttee. Die getrockneten Stiele sollten als Brusttee bei Bleichsucht getrunken werden. Die Abkochung der Stiele (Infus, wässriger Pflanzenauszug) wurde bei Bleichsucht, kindlichem Katarrh und Husten geschätzt. Ebenfalls wurde diese Aufbereitung als harntreibend und stopfend bei Durchfällen empfohlen.

Die getrockneten **Sauerkirschblätter**, *Folia Cerasi,* halfen volksmedizinisch bei Blutarmut und Bleichsucht. Ein Aufguss von Blättern und Blüten mit Honig versüßt galt als altes Volksheilmittel gegen Lungenerkrankungen. Die Blätter wurden früher übrigens auch als Tabakersatz verwendet bzw. dienten als Streckungsmittel für echten Tabak.

Der in Wein aufgelöste **Kirschgummi** (Harz), *Gummi Cerasorum,* war ein altes Mittel gegen chronischen Husten und bei Steinleiden. Das betraf auch die Aufbereitung als Abkochung. In Essig zerlassen, wurde er auf räudige Körperstellen und gegen Kopfschuppen aufgetragen.

Das fette Öl der **Fruchtkerne** (Kirschkernöl) fand wiederum als Speiseöl Verwendung. Aus dem Holz der Kirsche wurden früher wie heute edle Möbel hergestellt.

Die Wiederentdeckung als Heilfrucht im 20. und 21. Jahrhundert

Die Sauerkirsche erfährt derzeit in der naturheilkundlichen Anwendung ein zunehmendes Comeback. Ihre besonderen gesundheitlichen Eigenschaften waren lange in Vergessenheit geraten. Das änderte sich in den 1950er-Jahren schlagartig, als Ärzte im Plantagenstaat Michigan/USA eine verblüffende Beobachtung im saisonal bedingten Krankenstand machten. Zur Erntezeit der Montmorency-Sauerkirsche verringerten sich die Arztbesuche in jedem Jahr überproportional. Das betraf vor allem jene Patienten mit chronischen Schmerzen und Gelenksentzündungen.

Die medizinische Anwendung der Sauerkirsche feiert heutzutage ein Comeback.

Vor diesem Hintergrund erhielt die Sauerkirsche wieder wissenschaftliches Interesse. Ab den 1960er-Jahren spiegelte sich dies in der Zahl der Veröffentlichungen über das Profil ihrer Inhaltsstoffe und in Erfahrungsberichten zur gezielten gesundheitlichen Anwendung wider. Dann, ab den 1990er-Jahren, wurde über den gesundheitlichen Wert einzelner Inhaltsstoffe sowie deren Zusammenspiel und präventiven Nutzen bei typischen Krankheitsbildern unserer heutigen Zeit intensiver geforscht. Dabei standen Erkrankungen des Herz-Kreislauf-Systems und Stoffwechselstörungen im Vordergrund. Damit bekamen die überlieferten volksmedizinischen Anwendungen früherer Zeiten ihre wissenschaftliche Bestätigung und fanden schließlich schulmedizinisches Interesse. Vor allem betrifft dies die Verwendung des Fruchtsaftes, obwohl auch die anderen Pflanzenteile über relevante Wirkstoffe verfügen. Für den Saft der Sauerkirsche spricht besonders, dass er sich wirkungsverstärkend als Konzentrat aufbereiten lässt. Allerdings muss beachtet werden, dass die Inhaltsstoffe in ihrer anteiligen Menge sehr sortenabhängig sind, wie das exemplarische Beispiel der Montmorency-Sauerkirsche noch zeigen wird.

Symbolische Bedeutung der Kirsche

Die Kirsche steht im Volksmund als Symbol für Liebe und Erotik. Neben dem Apfel und der Traube ist die Kirsche das Symbol der Verlockung und der Sünde – die verbotene Frucht. Meistens stellen die Interpretationen eine Verbindung zur Weiblichkeit her, die auf die Rundungen der Kirschen Bezug nimmt. Dunkelrote Kirschen symbolisieren besonders Fruchtbarkeit, während gepflückte Kirschen als Zeichen des Verlustes der Jungfräulichkeit und der Unschuld gelten. In einigen mediterranen Ländern steht der Kirschbaum für den Baum der Erkenntnis und die Kirsche für die paradiesische Frucht.

Die Kirsche besitzt auch eine lange symbolische Geschichte.

Japanische Kirschsymbolik

In Japan ist die weltbekannte Kirschblüte eine Zeit der Schönheit und Reinheit, des Aufbruchs und der Vergänglichkeit, sie ist der Beginn des Frühlings. Diese Zeit wird traditionell als die wichtigste des Jahres angesehen. Die Japaner sagen, alte Kirschbäume blühen eindrucksvoller. Somit wird diese Zeit auch mit Weisheit und Erfahrung assoziiert. Die Frucht selbst wird mit Selbstfindung und Selbstopferung in Verbindung gebracht und häufig in Zusammenhang gestellt mit dem Leben der Samurai, die sich selbst überwinden und opfern, um zu ihrem eigentlich Kern, ihrer eigentlichen Bestimmung vordringen zu können. So wie man das Fleisch der Kirsche zerdrücken oder zerbeißen muss, um zu ihrem Kern zu kommen.

Pflanze und Früchte

Botanik

Die Sauerkirsche, *Prunus cerasus* L (syn. *Cerasus vulgaris* Mill.), auch als Weichselkirsche bekannt, wird wie alle Kirschen den Steinobstgewächsen zugeordnet. Mit den Kernobstgewächsen werden sie zu den *Spiraeoideae* zusammengefasst, einer Unterfamilie der Rosengewächse. Kirschen sind mit Pflaumen, Mandeln und Aprikosen verwandt.

Die lateinische Bezeichnung für den Kirschbaum, *cerasus,* ist eine Nachbildung des griechischen *karásion,* das wiederum aus einer einst in Kleinasien gesprochenen Sprache kommt. Es gibt aber auch einen Bezug zur antiken Stadt Kerasos, das heutige Giresun an der türkischen Schwarzmeerküste. Der Name *Prunus* ist das lateinische Wort für Pflaumenbaum *(prunum).*

Als Obstbaum ist die Sauerkirsche fast auf der gesamten Nordhalbkugel verbreitet. Im Norden wird sie in Finnland bis zum 63. und in Norwegen bis zum 68. Breitengrad angebaut. In den Südalpen ist sie bis in Höhenlagen von 1.600 m, in den Zentralalpen bis 1.800 m zu finden. In Europa und Nordamerika wird sie in zahlreichen Formen kultiviert. Sie gedeiht bevorzugt auf lockeren, leichten, nährstoff- und basenreichen sandigen Lehmböden.

In der Natur wachsen die Sauerkirschen lediglich als gedrungene Sträucher. In Kulturen können sie durch den richtigen Schnitt bis zu drei Meter hohe Bäume werden, die eine lockere, rundliche Krone aufweisen. Ihre Äste sind abstehend und hängen oft über.

Die Sauerkirschen blühen von April bis Mai, wobei ihre Blütezeit etwa ein bis zwei Wochen später als die der Süßkirschen anfängt. Die Blüten sind langgestielt und sitzen an Kurztrieben, die zusätzlich noch zwei bis drei Laubblätter tragen. Drei bis fünf dieser Blüten bilden zusammen jeweils eine Dolde, die sich in den Achseln schuppenförmiger Hochblätter befindet. Die Blüten sind zwittrig, d.h. es befinden sich

Staubblätter und Fruchtknoten in derselben Blüte. Die vorherrschende Bestäubungsform ist die Fremdbestäubung durch Tiere (Zoophilie). Insbesondere Bienen und Hummeln werden durch die rosa-weißlichen, süß duftenden Blüten angelockt.

Im Juli reifen die Samen heran, aus denen je nach Sorte bis zu 2 cm große Steinfrüchte entstehen. Diese sind mehr oder weniger kugelig, geringfügig breiter als hoch, kahl und hell- bis schwarzrot gefärbt. Das Fruchtfleisch schmeckt säuerlich. Die Aromaqualität der Früchte stellt einen dynamischen Prozess dar, der wesentlich vom Reifezustand der Früchte abhängt.

Anbau und Ernte

Jährlich werden weltweit ca. eine Million Tonnen Sauerkirschen geerntet. Davon entfallen ca. 150.000 Tonnen auf die Montmorency-Sauerkirschen aus den USA. Europa nimmt bei der Produktion der Sauerkirschen mit 70 % die Führungsposition ein.

Seit den 1960er-Jahren hat sich der weltweite Anbau von Sauerkirschen mehr als verdoppelt. In Europa haben sich die Anbaugebiete in den letzten 40 Jahren aufgrund der günstigeren Klima- und Kulturbedingungen in Richtung Osteuropa, vor allem nach Ungarn, Kroatien und Serbien verschoben. In Amerika befindet sich das größte Anbaugebiet in Michigan. Von dort stammen rund 70 % der in den USA geernteten Kirschen.

Auf dem europäischen Markt ist Deutschland der größte Abnehmer von Sauerkirschen. Jährlich werden 50.000 – 60.000 Tonnen importiert. Dabei stammen ca. 30.000 Tonnen aus Ungarn.

Von der Kirschblüte im Mai bis zur Ernte vergehen ca. 6 bis 8 Wochen. Die Vollreife und Erntezeit der blutroten Früchte fällt also in die sonnenintensivste Zeit des Jahres. Im Juli und August lässt die Kraft der Sonne die sekundären Pflanzenstoffe sich voll ausprägen. Die tiefroten Farbstoffe der Sauerkirsche, die sogenannten Anthozyane, die der Kirsche ihre charakteristische Färbung verleihen, sind nun voll aufgeladen mit der Sonnenenergie und Photonenstrahlung. Biophotonen sind

Lichtteilchen, die von lebenden Zellen ausgesendet werden und von deren Strahlungsintensität man auf den Zustand und die Qualität der Zellen schließen kann.

Wenn die Kirschen ihre kräftige Farbe zeigen, werden die Bäume mit sogenannten „Kirsch-Shakern" abgeerntet. Der Stamm wird hierbei mittels einer Maschine geschüttelt und die Kirschen lösen sich von den Ästen. Kurz über dem Boden sind Planen gespannt, die die Kirschen auffangen. Von hier aus gelangen die Kirschen in mit Wasser gefüllte Tanks, werden auf ihre Qualität geprüft und weiter verarbeitet.

Weiterverarbeitung

Die Kirschen sollten wenige Stunden nach der Ernte entweder tiefgefroren oder in Gläsern konserviert werden, wenn sie nicht für den Rohverzehr vorgesehen sind. Für die Qualität von Sauerkirschkonzentraten und -extrakten ist der Herstellungsprozess sehr entscheidend.

Durch Gefriertrocknung lassen sich die Früchte am schonendsten zu einem feinen Pulver verarbeiten, welches sich ohne großen Nährstoffverlust auch in Kapseln abfüllen lässt.

Bei der Herstellung von Konzentraten ist die Temperatur der ausschlaggebende Faktor. Wird der Muttersaft bei hoher Hitze konzentriert, wie es in der Industrie häufig der Fall ist, gehen zahlreiche Nährstoffe verloren. Daher ist darauf zu achten, nur Konzentrate aus Niedrigtemperaturverfahren zu verwenden.

Kirschen richtig kaufen

Reife Kirschen genießt man am besten direkt vom Baum. Leider dauert die Kirschzeit nur einige Monate, weshalb die Früchte nur eingeschränkt frisch zugänglich sind. Beim Kauf sollten sie darauf achten, dass die Kirschen eine möglichst pralle Haut haben und von intensiver Farbe sind. Älteres Obst erkennen Sie daran, dass die Kirschhaut nicht mehr so stark leuchtet und erste Druckstellen hat. Die Qualität der Früchte zeigt sich unter anderem an dem Vorhandensein von Stielen, die jede frische Kirsche haben sollte. Der Stiel sollte noch grün und nicht vertrocknet sein sowie fest in der Frucht stecken.

Kirschsorten

Es gibt über 1000 bekannte Sorten von Sauer- und Süßkirschen, die sich in Größe, Farbe und Geschmack mitunter deutlich unterscheiden. 250 davon sind Sauerkirschsorten.

Alleine in Deutschland werden ca. 70 verschiedene Kirschsorten kultiviert. In den USA hingegen werden nur vier Sorten im größeren Stil angebaut, dazu gehört die Sorte Montmorency, die im Folgenden wegen ihres hohen Gehaltes an verschiedenen Stoffen immer wieder Erwähnung finden wird. Balaton und Bing sind weitere Sorten, die in Amerika kultiviert werden. In Europa werden eher Sorten wie die Schattenmorelle, die ungarische Balaton und Stevnsbaer Brigitte angebaut.

Von über 1000 Kirschsorten werden nur einige wenige kultiviert.

Unter den Sauerkirschen nimmt die amerikanische **Montmorency-Sauerkirsche** in Bezug auf den gesundheitlichen Nutzen einen besonderen Stellenwert ein. Im Vergleich zu anderen Sorten verfügen ihre Inhaltstoffe über ein besonders hohes antioxidatives Potenzial und wirken gegen Entzündungen. Das größte Anbaugebiet liegt am Lake Michigan in den USA. Hier finden sich durch das milde Seeklima optimale Voraussetzungen für den Anbau der Kirschen. Während es im Winter nur selten zu starkem Frost kommt, garantiert im Sommer ein stetiger Wind ausreichend Feuchtigkeit auf den Plantagen.

Die Kirschsorte Montmorency

Die Montmorency-Sauerkirsche ist die wohl am intensivsten untersuchte und mit Studien belegte Sauerkirschart. In konzentrierter Form lassen sich dieser Kirschart speziell folgende Anwendungsgebiete zuordnen:

- Reduzierung von Entzündungen
- Linderung von Entzündungsschmerzen bei Arthritis und Gicht
- Schutz vor Herz-Kreislauf-Erkrankungen
- Schutz vor bestimmten Krebsarten
- Reduktion des Diabetes-Risikos und von Insulinresistenz
- Behandlung von Schlafstörungen
- Prävention von Gedächtnisproblemen
- Modulation der Dunkeladaptation des Auges
- Verbesserte Regeneration im Sport

Alternative Produkte zur frischen Sauerkirsche

Tiefgefroren oder eingelegt im Glas kann man Sauerkirschen das ganze Jahr über zum Backen nutzen. Darüber hinaus gibt es drei weitere Alternativen zu frischen Kirschen: Konzentrat, Pulver und getrocknete Früchte.

Kirschen sind nicht gleich Kirschen. So wie es große qualitative Unterschiede bei frischen Kirschen gibt, so sollte man auch beim Kauf von weiterverarbeiteten Montmorency-Sauerkirschprodukten auf bestimmte qualitative Merkmale achten. Auch hier gilt: Eine gute Qualität hat ihren Preis. Das weiß jeder, der schon einmal frische Kirschen zur Saison gekauft hat. Lassen Sie sich also nicht von vermeintlich günstigen Preisen locken. Allzu oft handelt es sich um stark verdünnte oder gestreckte Produkte von minderer Qualität.

Sowohl Konzentrate als auch Pulver können eine sinnvolle Alternative zu frischen Sauerkirschen darstellen.

Sauerkirschkonzentrat

In Form von Saftkonzentraten kann man sich das maximale Potenzial der gesunden Inhaltsstoffe der Sauerkirsche zunutze machen. Ein wesentliches Qualitätsmerkmal für ein gutes Sauerkirschkonzentrat ist ein schonender Herstellungsprozess und eine entsprechende Lagerung. Dies wird am besten gewährleistet, wenn das Konzentrat im sogenannten Cold-Fill-Verfahren hergestellt wird. Hierbei wird das Produkt kalt abgefüllt, was dafür sorgt, dass die wertvollen Inhaltsstoffe erhalten bleiben. Beim Hot-Fill-Verfahren werden die Produkte nach dem Abfüllen auf 90 °C erhitzt, womit eine längere Haltbarkeit erzielt wird, was jedoch deutlich zu Lasten der Qualität geht. Entsprechend sollte darauf geachtet werden, dass das Konzentrat nach der Herstellung tiefgekühlt oder im Kühlschrank gelagert wird.

Produkte im Handel

Alternative Produkte aus Montmorency-Sauerkirschen bietet die Marke CherryPLUS, erhältlich direkt über den Hersteller Cellavent Healthcare GmbH unter www.cherryplus.com oder in Ihrer Apotheke unter den PZN (Pharmazentralnummer) 12529355 für das Konzentrat und PZN 10312723 für Kapseln (600 mg).

Ein weiterer wichtiger Punkt ist das Konzentrationsverhältnis. Grundsätzlich kann man sagen, dass zur Herstellung von 500 ml eines hochwertigen Produktes mindestens 1.400 Kirschen benötigt werden. Ein Esslöffel Sauerkirschkonzentrat entspricht somit ungefähr 45 frischen Kirschen. Erst dann ist die Konzentration hoch genug, um auch einen therapeutischen Effekt erzielen zu können.

Andere Qualitätsmerkmale sind eine tiefrote Farbe und ein angenehm süß-säuerliches Aroma. Je dunkler das Rot, desto höher ist die Konzentration an wertvollen Anthozyanen, auf die später in diesem Buch noch genauer eingegangen wird. Minderwertige Produkte zeichnen sich durch eine bräunliche Farbe sowie einen muffigen Geruch und Geschmack aus, was auf ein Hot-Fill-Verfahren oder eine falsche Lagerung zurückzuführen sein kann.

Ein weiterer Qualitätsmesser für Saftkonzentrate ist der in Grad gemessene Brix-Wert. Dieser gibt die Dichte einer konzentrierten Flüssigkeit an und sollte bei mindestens 65°-Brix liegen. Bei einer Lagerung im Tiefkühlfach nimmt ein hochwertiges Konzentrat die Konsistenz von Honig an und friert nicht durch. Günstige und nur schwach konzentrierte Produkte frieren komplett ein.

Sauerkirschkapseln und -pulver

Im Gegensatz zum Saftkonzentrat sind in den Sauerkirschkapseln und dem Sauerkirschextraktpulver auch die Schalen der Kirschen mitverarbeitet. Deren besonderer Reichtum an sekundären Pflanzenstoffen bleibt so erhalten. Die Feststoffe werden unmittelbar nach der Ernte gefriergetrocknet und zu Pulver verarbeitet, um einen möglichst hohen Gehalt an Inhaltsstoffen zu garantieren. Durch die Gefriertrocknung werden die Kirschen sehr schnell und schonend verarbeitet.

Bei einem qualitativ hochwertigen Produkt werden mindestens 22 kg Rohware verwendet, um 1 kg Pulver zu gewinnen (Konzentration 22:1). Die derzeit höchsten und besten auf dem Markt erhältlichen Qualitäten weisen eine Konzentration von 50:1 auf.

Vergleichen Sie vor dem Kauf sorgfältig und achten Sie unbedingt auf das Konzentrationsverhältnis und ein Kapselgewicht von mindestens 500 mg. Geringere Mengen bieten keinen therapeutischen Nutzen. Hochwertige Kapseln enthalten zu 100 % Sauerkirschpulver und sind frei von jeglichen Zusätzen, künstlichen Vitaminen oder anderen Füll- oder Zusatzstoffen. Leider verwenden manche Hersteller Pulver mit sehr geringer Konzentration und versuchen den vorhandenen Pulveranteil in der Kapsel mit dem Konzentrationsverhältnis hochzurechnen. So werden Kapseln mit einem vermeintlichen Kirschpulveranteil von 750 mg je Kapsel angeboten, wo bei genauerer Betrachtung auffällt, dass sich lediglich 150 mg Kirschpulver in der Kapsel befinden und ein vier Mal so hoher Anteil (600 mg) an billigem Füllstoff verarbeitet wird, um das Füllgewicht von 750 mg zu erreichen. So wird die Wirkweise der Kapsel um ein Vielfaches gemindert. Man müsste demnach eine viel größere Menge an Kapseln zu sich nehmen, um auf die notwendige Dosierung zu kommen.

Kapseln oder Konzentrat?

Ob man eher die Sauerkirschkapseln oder das Saftkonzentrat einsetzt, hängt davon ab, wie es angewendet werden soll und wird im folgenden Kapitel spezifischer behandelt. Sowohl die Kapseln als auch der Saft haben ihre Vorteile und werden unterschiedlich genutzt. So schwören einige Menschen bei Schlafstörungen auf Kapseln, andere wieder bevorzugen einen Esslöffel Konzentrat, bevor sie zu Bett gehen.

Der Unterschied zwischen den Darreichungsformen ist der, dass in den Kapseln auch die Schalen der Kirschen verarbeitet werden und somit auch deren sekundäre Pflanzenstoffe. Das Saftkonzentrat hat durch seine naturbelassene Form hingegen eine höhere Bioverfügbarkeit im menschlichen Organismus.

Zu erkennen sind hochwertige Pulverpräparate an ihrer rot-bräunlichen Farbe. Gering konzentrierte und gestreckte Präparate sind deutlich heller und fast rosafarben, was an der Beimischung von weißen Füllstoffen liegt. Das Pulver sollte zudem einen eher fruchtigen, nicht mehligen Geschmack aufweisen. Oft werden Produkte mit sehr langen Haltbarkeitszeiten angeboten, was aber zu Lasten der Qualität geht. Auch die Hülle der Kapseln sollte möglichst veganen Ursprungs sein.

UNTERSCHIEDLICHE KONZENTRATIONEN VON MONTMORENCY-SAUERKIRSCHPULVER IM VERGLEICH

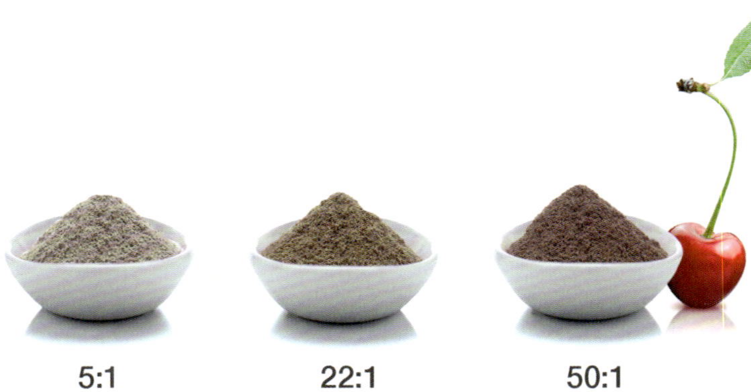

Getrocknete Kirschen

Trockenfrüchte eignen sich nicht nur hervorragend als Zutat für verschiedene Gerichte, sondern auch sehr gut als Snack für zwischendurch. Geschmacklich bewegen sie sich zwischen Cranberries und Rosinen. Sie sind weniger sauer und herb als Cranberries, aber nicht ganz so süß wie die getrockneten Weintrauben.

Achten Sie beim Kauf auf die Zusätze. Oft wird Sonnenblumenöl und Zucker benutzt, um die Kirschen saftiger zu machen, geschmacklich zu verbessern und das Füllgewicht zu erhöhen. So kommt es vor, dass

Produkte nur 65 % Sauerkirschen enthalten und die anderen 35 % aus Zucker und Öl bestehen, was unnötige Kalorien bedeutet und die positive gesundheitliche Wirkung mindert. Je geringer der Anteil an Öl und Zucker, umso besser.

Als Tipp hier: Halten Sie die Kirschen unter lauwarmes Wasser und reiben Sie den Ölzuckermantel ab, oder besser noch: Erwerben Sie direkt eine gute Qualität.

Haltbarkeit, Verpackung und Lagerung

Kirschen sollten nach der Ernte in der Regel innerhalb weniger Tage konsumiert werden. Im Kühlschrank halten sie sich durchaus bis zu vierzehn Tagen.

Die alternativen Produkte aus der Sauerkirsche sind deutlich länger haltbar und variabler zu verwenden. Das Konzentrat ist in der Regel ungeöffnet zwölf bis 14 Monate haltbar, sollte aber auch ungeöffnet im Kühl- oder Gefrierschrank aufbewahrt werden. Ist das Konzentrat einmal geöffnet, empfiehlt sich der Verzehr innerhalb von sechs bis acht Wochen. Die Kapseln sind in der Regel einige Monate haltbar. Bei ihnen hat das Öffnen der Packung keinen Einfluss auf die Haltbarkeit des Produktes.

Auch die Verpackung von Sauerkirschpulver oder -kapseln ist ein wesentliches Qualitätsmerkmal. Sauerkirschpulver ist, wie jedes andere Lebensmittel oder Naturprodukt, luft- und lichtempfindlich. Hochwertige Produkte werden daher einzeln verblistert und in einer lichtgeschützten Verpackung angeboten. Auf diese Weise lassen sich Kapseln nach Bedarf portionieren, ohne dass gleich der gesamte Inhalt der Packung mit Sauerstoff in Berührung kommt.

Sowohl für Konzentrat als auch für Kapseln gilt: Achten Sie auf das Mindesthaltbarkeitsdatum. Das Pulver sollte noch mindestens zwölf Monate haltbar sein. Je älter die Ware ist, desto geringer ist der Anteil der noch enthaltenen Wirkstoffe.

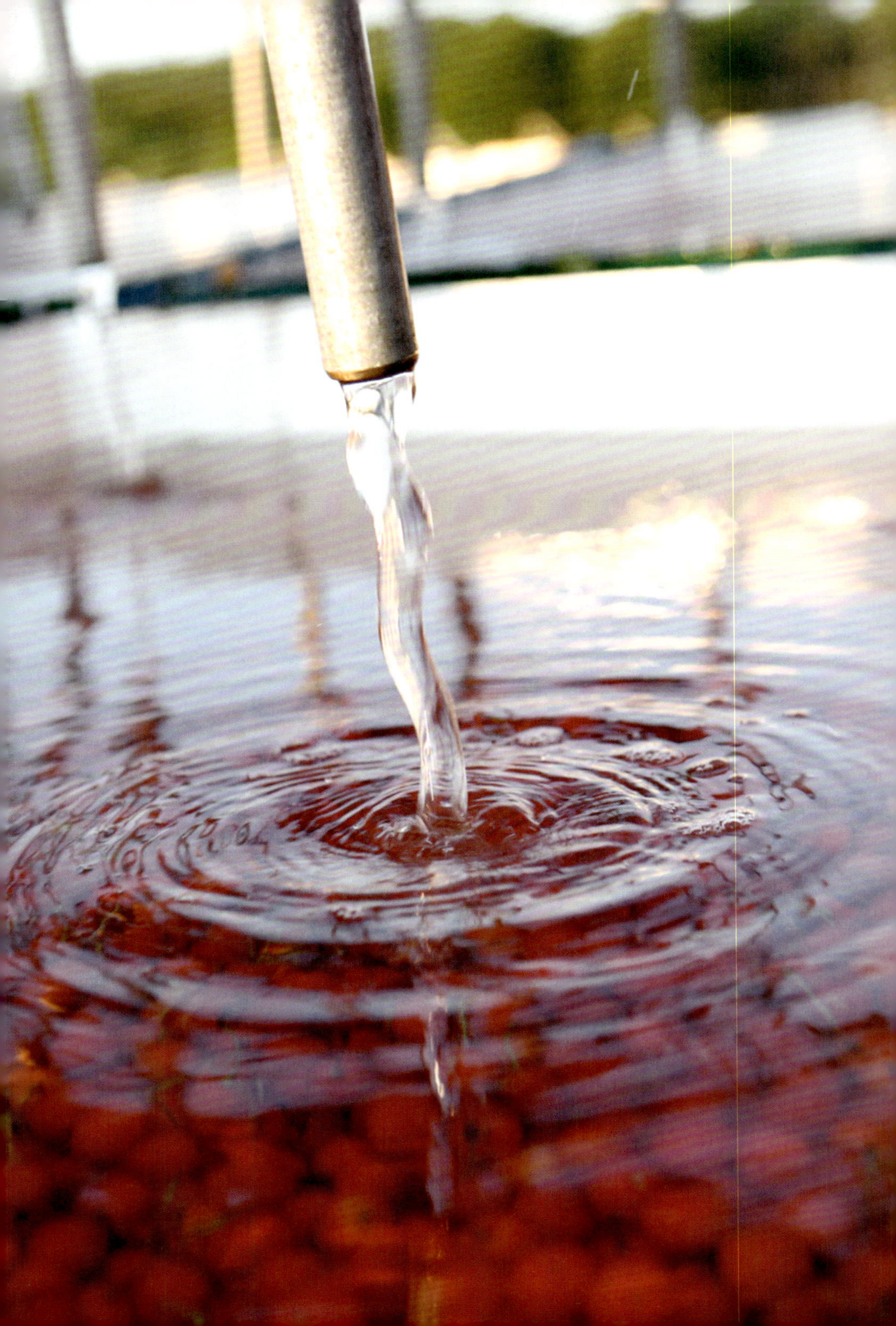

Wirkstoffe der Montmorency-Sauerkirsche

Die Sauerkirsche ist ein wahres Wunderwerk der Natur. Lange stand sie im Schatten von Heidelbeeren, Granatäpfeln und Cranberries. Doch ihr Reichtum an sekundären Pflanzen- und Vitalstoffen, bioaktiven Substanzen, Vitaminen und Mineralien ist beeindruckend und nahezu einmalig. Dabei hat man wissenschaftlich noch nicht das gesamte Wirkungsspektrum dieser Frucht aufklären können. Nichtsdestotrotz sind einige der besonders gesunden Inhaltsstoffe der Sauerkirsche mittlerweile eingehend erforscht worden, sodass man immerhin in Teilen die Wirkungsweise der Sauerkirsche erklären kann.

Antioxidantien und die Entstehung von oxidativem Stress

In unserem Körper entstehen bei physiologischen Prozessen ständig sogenannte freie Radikale, z. B. bei der Energiebereitstellung in den Mitochondrien, bei Entzündungsreaktionen sowie durch ultraviolette und ionisierende Strahlung. Dabei handelt es sich u. a. um gefährlich instabile Sauerstoffverbindungen, welche für Zellschädigungen und dadurch verursachte verschiedene Krankheiten, sowie einen beschleunigten

Die Mischung macht's

Die Konzentration nützlicher sekundärer Pflanzenstoffe in einigen Nahrungsmitteln machen diese zu sogenannten Superfoods. Die Sauerkirsche ist eine dieser Superfrüchte. Eines der Geheimnisse ihrer vielfältigen Wirkung scheint die Komposition der verschiedenen Inhaltsstoffe zu sein. Die Forschung kann zwar die Wirkung einzelner Stoffe im Organismus nachweisen und nachvollziehen, aber die genaue Kombination bleibt weiter ein Geheimnis. So ist es wichtig, die ganze Frucht zu verzehren, um eben von der Wirkung der Gesamtheit der Stoffe profitieren zu können.

Alterungsprozess verantwortlich gemacht werden. Viele Faktoren, die durch unsere Lebensgewohnheiten bedingt werden, führen zu einer vermehrten Bildung von freien Radikalen. Dazu zählen unter anderem Rauchen, industriell gefertigter Zucker, Konservierungsstoffe, Elektrosmog, Strahlung und vieles mehr.

Bis zu einem gewissen Grad sind freie Radikale nützlich, da sie das körpereigene Immunsystem vor Fremdsubstanzen und anderen schädlichen Eindringlingen schützen. Kommt es aber zu einem Übergewicht an freien Radikalen, führt dieses zu einer gegenteiligen Reaktion.

Leider sind die meisten Menschen heutzutage durch Stress und falsche Ernährung dauerhaft einem Übermaß an freien Radikalen ausgesetzt.

Als Antioxidantien bezeichnet man jene Substanzen, die in der Lage sind, die schädliche Wirkung der freien Radikalen zu reduzieren, beziehungsweise entstandene Schäden zu minimieren.

Wenn ein freies Radikal entsteht, dauert es im Durchschnitt 0,00000000001 Sekunden, bis es ein beliebiges Opfer – wie Moleküle der Zellmembran, der Proteine oder der DNA – attackiert. Unser Körper besitzt ein eigenes antioxidatives Abwehrsystem, das im Wesentlichen aus körpereigenen Enzymen besteht. Antioxidativ wirkende Vitalstoffe aus unserer Nahrung können dieses System sinnvoll unterstützen. Unsere Reaktionen auf schädigende Umwelteinflüsse sind also mitunter stark von unseren Ernährungsgewohnheiten abhängig.

Der ORAC-Wert gibt an, wie viele freie Radikale ein Stoff binden kann.

Kommt es zu einem erhöhten Aufkommen von freien Radikalen, zum Beispiel aufgrund eines Mangels an Antioxidantien in der Ernährung, entsteht der sogenannte oxidative Stress. Man bringt mit oxidativem

Hoher ORAC-Wert

Eine Studie ergab, dass Montmorency-Sauerkirschen auf der Liste der 50 Nahrungsmittel mit dem höchsten antioxidativen Potenzial auf Platz 14 stehen. Rotwein, dunkle Schokolade und Orangensaft, die sonst vorrangig in diesem Zusammenhang genannt werden, lagen dahinter.

Stress eine ganze Reihe von Erkrankungen in Zusammenhang. Krebs, Gefäßerkrankungen, Alzheimer, Parkinson, chronische Lungen- und Darmerkrankungen (z. B. Morbus Crohn), Entzündungen der Bauchspeicheldrüse, Gicht, Herz-Kreislauf-Erkrankungen (Arteriosklerose), Arthritis, Arthrose und viele andere zählen dazu.

Ein spezielles Laborverfahren, bei dem die Fähigkeit eines Lebensmittels, freie Radikale zu binden und zu deaktivieren, gemessen wird, ist das sogenannte ORAC-Verfahren (ORAC = Oxygen Radical Absorbance Capacity). Ernährungsexperten schätzen, dass ein erwachsener Mensch ca. 3.000 bis 5.000 ORAC-Einheiten am Tag zu sich nehmen muss, um das gesunde Gleichgewicht zwischen freien Radikalen und antioxidativ wirkenden Stoffen zu gewährleisten. Dieser Wert kann jedoch abhängig von den Lebensgewohnheiten der jeweiligen Person stark variieren. In der unten stehenden Tabelle sind beim Vergleich verschiedener Obstsorten ihre jeweiligen ORAC-Werte je 100 g dargestellt.

Montmorency-Sauerkischen enthalten 19-mal mehr Vitamin A als Erdbeeren und Blaubeeren.

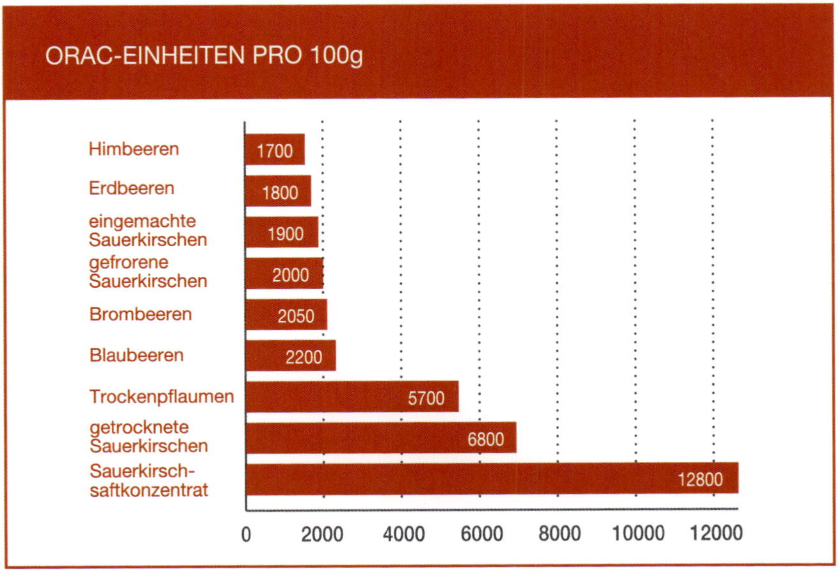

Das Diagramm stellt den Vergleich der ORAC-Werte zwischen den Obstsorten und verschiedenen Kirschprodukten dar.

PROFILVERGLEICH VON SEKUNDÄREN PFLANZENSTOFFEN						
NATÜRLICHE INHALTSSTOFFE	**SAUER-KIRSCHEN**	**HEIDEL-BEEREN**	**ERDBEE-REN**	**TRAUBEN**	**ÄPFEL**	**GRANAT-ÄPFEL**
Anthozyane/Anthozyanidine						
Cyanidin	•	•	•	•	•	•
Cyanidin 3-Glucosylrutinoside (Anthozyanin 1)	•					
Cyanidin 3-Rutinoside (Anthozyanin 2)	•		•			
Cyanidin Sophoroside	•					
Peonidin	•	•		•		
Peonidin 3-Glucoside	•			•		
Flavonole						
Epicatechin	•	•		•	•	•
Catechin	•		•	•	•	•
Procyanidine (B1, B2, B3)	•	•	•	•	•	
Flavonoide						
Quercetin	•	•	•	•	•	•
Kaempferol	•		•			
Isoehamnetin	•	•		•	•	
Andere Polyphenole und weitere natürliche Inhaltsstoffe						
Chlorogensäure	•	•	•	•	•	•
Neochlorogensäure	•			•	•	
3-Coumaroylquinic-Säure	•				•	
Melatonin	•		•	•		•
Perillaalkohol	•					
P-Cumarinsäure	•	•	•	•	•	•
Gallussäure	•	•	•	•	•	•
D-Glucarsäure	•			•	•	
Ellagsäure	•	•	•	•		•
Antioxidatives Potential						
ORAC-Wert	2033	2200	1540	1260	3082	2341

Die Daten wurden von der USDA (Database for the Flavonoid Content of selected Foods) 2003 gesammelt und veröffentlicht. Die Inhaltsstoffe repräsentieren die Inhaltsstoffe der Sauerkirsche und sollen nicht die Gesamtheit aller sekundären Pflanzenstoffen widerspiegeln.

© CMI

Antioxidantien – wie z. B. Betacarotin (Provitamin A)– sollten am besten in natürlicher Form zu sich genommen werden, beispielsweise in Sauerkirschen, Sauerkirschsaft, Heidelbeeren, Brombeeren oder anderen Früchten, und nicht in synthetisch hergestellter Form. In verschiedenen Studien wurde festgestellt, dass künstlich hergestellte Antioxidantien für den Menschen eine eher schädigende Wirkung haben

Sekundäre Pflanzenstoffe

Sekundäre Pflanzenstoffe, auch Phytochemikalien oder Phytomine genannt, sind von den Pflanzen hergestellte Stoffe, die für die Pflanze selber nicht zwingend lebensnotwendig sind. Sie heißen sekundär, weil sie mit dem primären Stoffwechsel der Pflanzen nichts direkt zu tun haben. Früher nahm man an, dass diese Stoffe in den Pflanzen gebildet werden, um Endprodukte des primären Stoffwechsels der Pflanzen unschädlich zu machen bzw. zu katabolisieren. Heute weiß man, dass sie in der Natur grundlegend zwei verschiedene Aufgaben erfüllen:

- Pflanzen vor Fraßfeinden zu schützen
- den Pflanzen bei der Vermehrung zu helfen, indem sie durch die enthaltenen Farbstoffe (Flavonoide, Anthozyane) Insekten zu ihrer Bestäubung anlocken

Aufgrund ihrer chemischen Struktur und funktionellen Eigenschaften werden die sekundären Pflanzenstoffe in verschiedene Gruppen eingeteilt, d.h. in Polyphenole, Carotinoide, Phytoöstrogene, Glucosinolate, Sulfide, Monoterpene, Saponine, Protease-Inhibitoren, Phytosterine und Lektine.

können. Dies ist bei natürlich vorkommenden Antioxidantien anders, sie können vom Körper sehr gut aufgenommen werden und so ihre volle Wirkung entfalten. Der besondere Reichtum an Antioxidantien in bestimmten Lebensmitteln, wie z.B. Tee, Salaten und Früchten, wird vor allem auf deren Gehalt an sekundären Pflanzenstoffen zurückgeführt.

Sekundäre Pflanzenstoffe sind wahre Helfer für unser Immunsystem. Sie schützen Körperzellen vor sogenannten freien Radikalen und verlangsamen die Zelloxidation.

Polyphenole

Polyphenole sind aromatische Verbindungen und zählen als Untergruppe zu den sekundären Pflanzenstoffen. Es handelt sich dabei um bioaktive Substanzen wie Farbstoffe, Geschmacksstoffe und Tannine, die die Pflanzen vor Fraßfeinden schützen. Im Allgemeinen werden ihnen folgende Eigenschaften zugesprochen:

- antioxidativ
- entzündungshemmend
- krebserzeugende Nitrosoverbindungen abfangend
- als Antihistaminika wirkend
- antiparasitär
- die Mutagenität krebserzeugender Stoffe verringernd
- DNA-Brüche (hervorgerufen durch krebserzeugende Wirkstoffe im Tabak) reduzierend
- Krebsvorstufen hemmend
- Blutgefäße schützend
- Wirkung von Vitamin C unterstützend

Polyphenole werden nochmals in die Gruppen der **Phenolsäuren** und **Flavonoide** unterteilt. Die in Sauerkirschen vermehrt vorkommenden Flavonoide und die dazu zählenden Anthozyane verhindern die Ablagerung von Fetten an den Gefäßinnenwänden und können so arteriosklerotischen Erkrankungen vorbeugen.

Anthozyane

Anthozyane gehören zur Gruppe der flavonähnlichen Stoffe, der Flavonoide, und werden zu den sekundären Pflanzenstoffen gezählt. Sie kommen in den Blüten und Früchten fast aller höher entwickelten Pflanzen vor und sind vor allem für eine intensive rote, blaue und vi-

Kirschen statt Kopfschmerztablette

In den Montmorency-Sauerkirschen finden sich mit 30–40 mg/100 g überdurchschnittlich viele Anthozyane. Außerdem enthalten Kirschen auch Salizylsäure, eine Vorstufe der Azetylsalizylsäure (ASS). Wissenschaftler haben herausgefunden, dass das Cyclooxygenasen-hemmende Potenzial einer Portion von ca. 20 Montmorency-Sauerkirschen der Wirkung einer amerikanischen Aspirin-Tablette entspricht. Nicht alle Superfood-Früchte enthalten diese Anthozyane 1 und 2, die vor allem für ihre antientzündliche und schmerzlindernde Wirkung bekannt sind. Deshalb ist es eine Besonderheit der Sauerkirsche, dass sie solch eine gute Alternative bietet, sich vor freien Radikalen, Entzündungen und Schmerzen zu schützen.

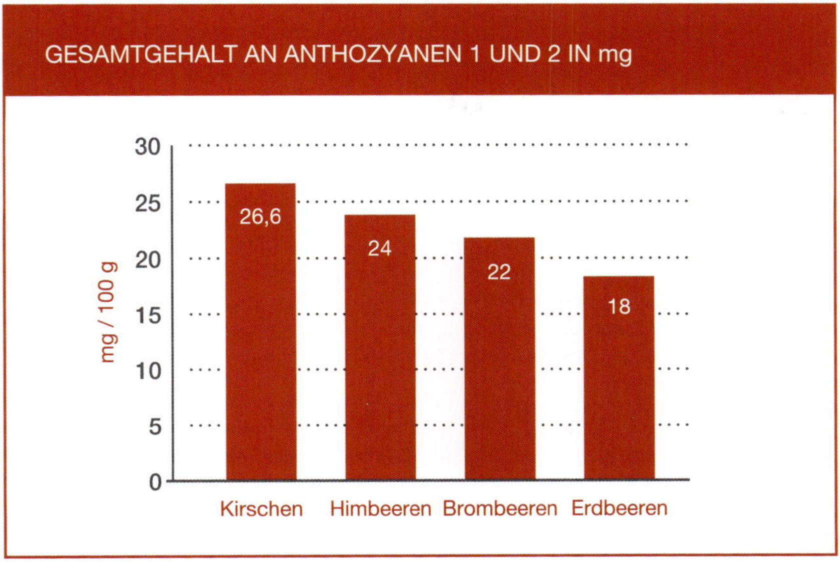

Tabellarischer Vergleich der Anthozyane 1 und 2.

olette Färbung verantwortlich. Unter den 150 verschiedenen in Pflanzen gefundenen Flavonoiden scheinen Anthozyane die größte antioxidative Wirkung zu haben.

Die Montmorency-Sauerkirschen zeichnen sich durch einen sehr hohen Anteil an Anthozyanen aus. Ihre besonders hohe Konzentration der Anthozyane 1 und 2 trägt unter anderem dazu bei, dass Schmerzen und Entzündungen im menschlichen Körper reduziert werden. Diese beiden Anthozyane hemmen Enzyme (Cyclooxygenase 1 und 2; abgekürzt: COX-1 und COX-2), die einen zentralen Stellenwert in der Entstehung und Ausbreitung von Entzündungen und Schmerzen haben. Einige Schmerzmittel wirken dadurch, dass sie eben diese beiden Enzyme blockieren und somit eine anti-entzündliche und schmerzlindernde Wirkung haben. Die Cyclooxygenasen haben zudem Einfluss auf die Produktion der Magensäure und die Blutgerinnung. Man geht davon aus, dass die Viskosität und die Fließeigenschaften des Blutes durch die Zufuhr von Anthozyanen positiv beeinflusst werden. Anthozyane sind auch als Antioxidantien wirksamer als das bekannte Vitamin C und viermal stärker als Vitamin E, das häufig bei Stress empfohlen wird.

Ellagsäure

Auch die Ellagsäure gehört zu den Polyphenolen und bindet als Antioxidans hoch destruktive freie Sauerstoff-Radikale. Sie regt das Immunsystem an, Krebszellen zu zerstören, und besitzt vermutlich die Eigenschaft, das Wachstum der Krebszellen zu verhindern. Gerade bei Lungenkrebs, Hautkrebs und Speiseröhrenkrebs kann sie als vorbeugender und zusätzlicher Schutz dienen.

Quercetin

Quercetin ist ein gelber Naturfarbstoff aus der Gruppe der Polyphenole. Es entsteht als Oxidationsprodukt aus dem Anthozyan-Farbstoff Cyanidin. Kirschen enthalten pro Kilogramm ca. 32 mg Quercetin, das wie Vitamin A, C und E ein Radikalenfänger ist und somit hoch antioxidativ. Dem Quercetin werden durch diese Eigenschaft vor allem anticancerogene Wirkungen zugesprochen. Der Wirkstoff ist besonders in der Schale der Pflanzen enthalten. Durch Schälen oder Verarbeiten ohne Schale sinkt sein Gehalt deutlich. Deshalb ist es wichtig, ein Produkt zu verwenden, in dem die Schalen mitverarbeitet wurden, wenn auf den Quercetingehalt Wert gelegt wird.

Perillaalkohol

Sauerkirschen enthalten große Mengen des sogenannten Perillaalkohols. Dieser Stoff hat in zahlreichen Studien gezeigt, dass er die Entstehung sowie das Fortschreiten von Tumoren bei verschiedenen Krebsarten hemmen kann. Man fand dabei heraus, dass Perillaalkohol die Blutversorgung der Krebszellen verringert, was dazu führt, dass die Zellen nicht mehr genügend Nährstoffe erhalten und so absterben. Bestimmte Zellen zerstörten sich im Laborversuch unter der Aussetzung von Perillaalkohol sogar selbst.

Konkrete Anwendung fand Perillaalkohol bei einer speziellen Form eines Hirntumors, dem sogenannten *Glioblastoma multiforme.* Bei der entsprechenden Therapie erwies sich Perillaalkohol als zuverlässige Ergänzung. Weitere Studien deuten darauf hin, dass Perillaalkohol auch das Risiko für Prostata-, Brust-, Lungen-, Leber- und Hautkrebs senken kann.

Melatonin

Melatonin ist ein Hormon, welches in unserem Körper für einen gesunden Schlaf-Wach-Rhythmus verantwortlich ist und in den Abendstunden vor dem Zubettgehen ausgeschüttet wird, um für einen erholsamen Schlaf zu sorgen. Es wird im menschlichen Körper in der Zirbeldrüse (Epiphyse) aus Serotonin produziert. Die Produktion von Melatonin ist lichtabhängig: Sie wird unter viel Licht gehemmt und bei wenig Licht, idealerweise bei Einbruch der Dämmerung, erhöht. Bei unregelmäßigen Schlafgewohnheiten, erhöhtem Stress und mit zunehmendem Alter kann es zu einer Störung der Melatoninproduktion und dadurch zu Ein- und Durchschlafstörungen kommen. Dauerhafter Schlafmangel kann dann wiederum langfristig verschiedenste Krankheitsbilder in ihrer Entstehung fördern und die Lebensqualität massiv einschränken. Durch Zufuhr über die Nahrung kann der Melatoninspiegel im Körper jedoch bei Bedarf wieder gehoben werden. Die Sauerkirsche, und hierbei vor allem die bereits erwähnte Montmorency-Sauerkirsche, stellt eine der wenigen bekannten natürlichen Quellen für Melatonin dar. Wissenschaftliche Studien untermauern dabei ihr schlafförderndes Potenzial.

Darüber hinaus kann durch Verschiebungen oder Störungen der Melatoninsekretion die Ausschüttung verschiedener anderer Hormone gestört werden. Eines davon ist das für das Zellwachstum verantwortliche Hormon Somatropin, welches bei dauerhaftem Schlafmangel nicht mehr in ausreichendem Maße ausgeschüttet wird, sodass es zu einer sogenannten Somatopause kommt.

Wachstumshormonmangel

Die Somatopause ist ein Phänomen der Alterung, bei dem das Hormon Somatropin im Vorderlappen der Hypophyse nicht mehr ausreichend gebildet und ausgeschüttet wird. Sie kann bei Menschen im mittleren Alter auftreten, zumeist ab dem dritten bis sechsten Lebensjahrzehnt. Damit verbunden sind ein erhöhtes Risiko für Herz-Kreislauf-Erkrankungen und eine verminderte Lebensqualität.

Melatonin hat ebenfalls einen Einfluss auf den Hippocampus. Dies ist einer der evolutionär ältesten Teile unseres Gehirns und wird mit dem Kurz- und Langzeitgedächtnis, der Verarbeitung von Stress sowie der Entstehung von Depressionen und Emotionen in Verbindung gebracht. Untersuchungen haben gezeigt, dass bei Menschen mit depressiven Störungen oder traumatischen Erlebnissen der Hippocampus durch den emotionalen Stress verkleinert ist. Durch die antioxidativen Eigenschaften des Melatonins kann die zerstörerische Wirkung des Stresses auf die Hirnstrukturen reduziert werden.

Des Weiteren zeigen Studien, dass Melatonin dazu beitragen kann, das Gefäßsystem zu schützen, Entzündungen zu lindern und Durchblutungsstörungen, insbesondere nach Operationen, zu reduzieren.

Auch die Wirkung – sowohl die direkte als auch die indirekte – auf Cortisol ist nicht unerheblich. Denn Melatonin ist ein Gegenspieler des Stresshormons und kann durch die verstärkten Tiefschlafphasen besonders den nächtlichen Cortisolspiegel senken.

Eine Handvoll Montmorency-Sauerkirschen täglich kann den Melatoninspiegel bereits signifikant heben und dadurch vor allem Menschen mit chronischen Schlafstörungen helfen.

DIE MOLEKÜLSTRUKTUR DES HORMONS MELATONIN

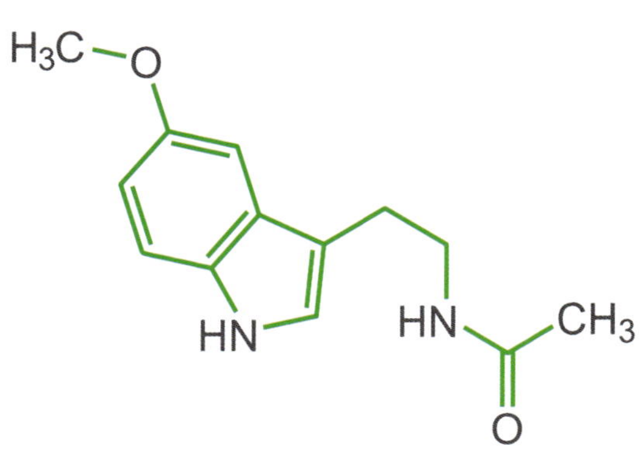

Vitamine und sonstige Inhaltsstoffe

Neben den oben aufgeführten wertvollen Inhalts- und Wirkstoffen sind in den Sauerkirschen viele andere Stoffe enthalten. Wichtig zu erwähnen wären hier **Mineralstoffe** (Phosphor, Kalium, Kalzium, Magnesium) und **Spurenelemente** (Bor, Kupfer, Mangan, Zink, Eisen). Hinzu kommen noch **Vitamine** mit Carotinoiden (α- und β-Carotin, Phytofluen, Cryptoxanthin), die B-Vitamine Thiamin, Riboflavin, Niacin (Nicotinsäure und Nicotinamid), Pyridoxin sowie Vitamin C und Folsäure. Insbesondere fallen bei den Sauerkirschen die relativ hohen Mengen an Niacin und Folsäure auf. Der Gehalt der Sauerkirschen an **Ballaststoffen** umfasst Cellulose, Polysaccharide und Pektin. Sauerkirschen gehören mit zu den Früchten, die cyanogene Glykoside (Amygdalin) enthalten, deren Hauptanteil im Kern und in der Steinschale enthalten ist.

Die Inhaltstoffe der Sauerkirsche sind vielfältig wirksam und können dazu beitragen, chronische Krankheiten und deren Symptome zu mindern.

Keine Angst vor Kalium

Menschen mit Erkrankungen der Nieren und des Herz-Kreislauf-Systems müssen beim Verzehr von Lebensmitteln unter anderem besonders auf den Gehalt an Kalium achten. Zu Unrecht wird jedoch oft angenommen, dass Sauerkirschen besonders viel Kalium enthielten. Der Kaliumgehalt in einem Esslöffel Montmorency-Sauerkirschkonzentrat (ca. 15 ml) liegt lediglich bei rund 150 mg Kalium und eine Kapsel (600 mg, mit einem Konzentrationsverhältnis von 50:1) enthält 4,6 mg Kalium. Bedenkt man, dass zwei Scheiben Vollkornbrot je nach Sorte zwischen 300 mg und 600 mg Kalium beinhalten, wird deutlich, dass es in Sachen Sauerkirschen und Kalium keinen Grund zur Sorge gibt.

Salizylsäure

Salizylsäure kommt bei Pflanzen in Blättern, Wurzeln und Blüten vor und dient als natürlicher Abwehrstoff gegen Krankheiterreger. Auch Sauerkirschen enthalten diese Vorstufe der Azetylsalizylsäure (ASS), die wiederum den Wirkstoff in Aspirin-Tabletten bildet.

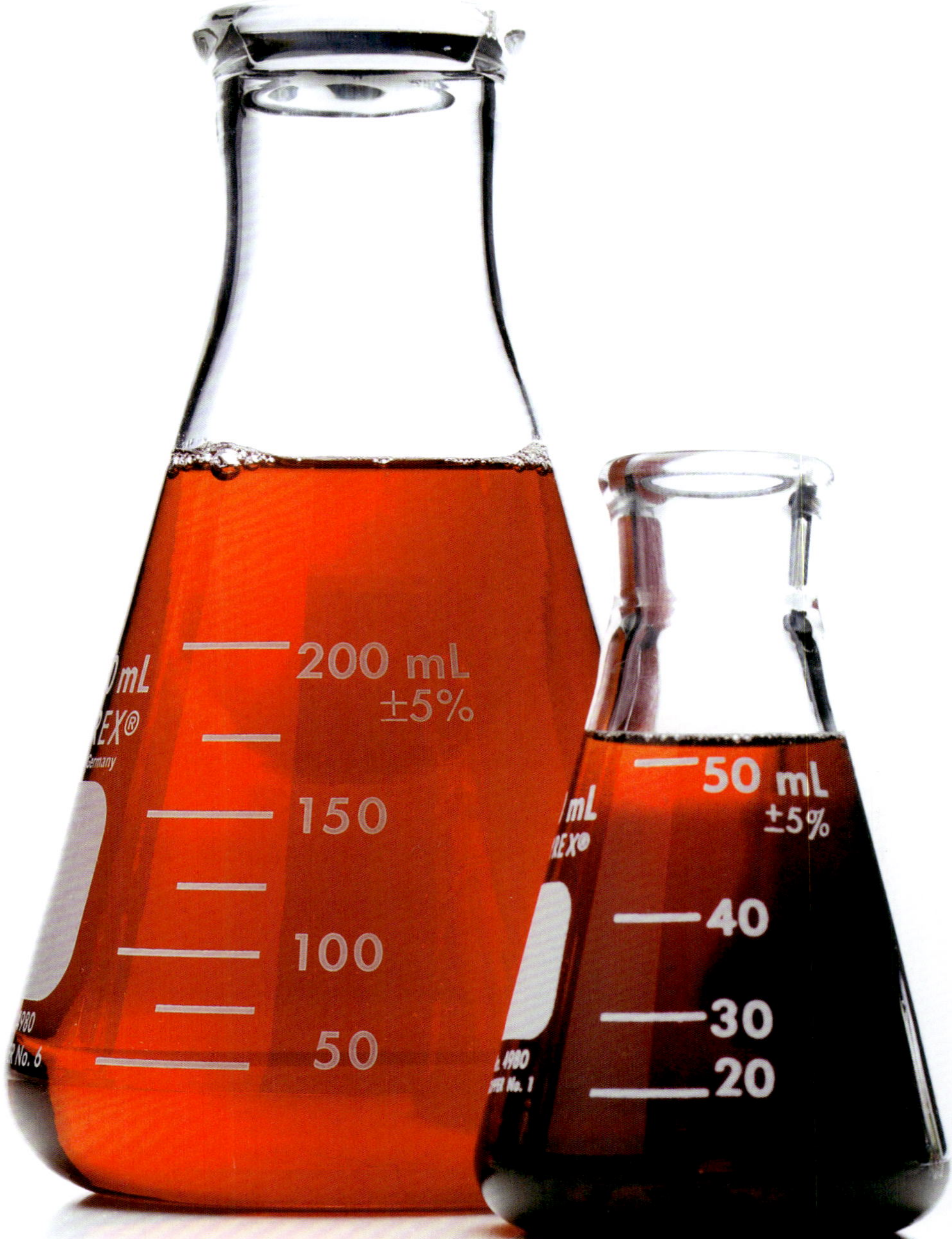
200 mL
±5%
150
100
50
50 mL
±5%
40
30
20

Heilen und Vorbeugen mit Sauerkirschen von A bis Z

Glücklicherweise ist die Kluft zwischen Schulmedizin und alternativen Naturheilmethoden und Erfahrungsheilkunde nicht mehr so groß wie noch vor einigen Jahrzehnten, da viele Menschen erkannt haben, dass die Natur eine sehr gute Apotheke darstellt. Die Nachfrage nach natürlichen Präparaten als Alternative zu synthetisch hergestellten Medikamenten war nie größer. Die Forschung der letzten Jahre hat in Studien viele Ergebnisse geliefert, die uns zeigen, dass Nahrungsmittel, richtig dosiert und eingesetzt, das ein oder andere Medikament durchaus ergänzen, wenn nicht sogar ersetzen können. Der Fokus richtet sich häufig auf die früher wenig beachteten und unerforschten sekundären Pflanzenstoffe. Die Farbpigmente und Bitterstoffe der Pflanzen haben hierbei einen ganz besonderen Stellenwert.

Sauerkirschen bieten die verschiedensten gesundheitlichen Vorzüge für unseren Körper. Im Allgemeinen zeichnen sie sich durch ihr zellschützendes Potenzial aus.

Die Sauerkirsche enthält eine ganze Reihe von Wirkstoffen, die das Immunsystem stärken und die Immunabwehr des Körpers entlasten.

100-Tage-Regel

In der Medizin gibt es eine oft angewendete Faustregel. Die 100-Tage-Regel besagt, dass ein Mittel ca. 100 Tage eingenommen werden sollte, damit ein langfristiger, umstimmender Entwicklungsprozess im Organismus festgestellt werden kann. Man kann sagen, dass je chronischer ein Krankheitsgeschehen ist, umso länger ein Präparat eingenommen werden sollte, um seine volle Wirkung zu entfalten. Bei akuten Geschehen, wie einem Gichtanfall, reichen schon einige Tage, um eine Besserung der Schmerzen und der Entzündung zu erreichen. Behandelt man aber eine seit Monaten oder Jahren bestehende Arthrose, ist eine Anwendung von mindestens 100 Tagen sinnvoll, um einen Erfolg zu erzielen.

Verschiedene Darreichungsformen und ihre Dosierung

Die folgenden Empfehlungen orientieren sich an einem 75 kg schweren Mann, bzw. einer 60 kg schweren Frau. Bei Kindern bis 14 Jahren sollte man die Menge halbieren. Je nach Anwendungsgebiet ergibt sich zudem eine gewisse Bandbreite der Dosierung. Eine Einnahme am Abend sollte immer 1 bis 2 Stunden vor dem Zubettgehen erfolgen, da die Kirschen leicht diuretisch wirken und es sein kann, dass Sie nachts vermehrt zur Toilette müssen, wenn Sie sie zu spät einnehmen.

Als allgemeine Einnahmeempfehlung und zur Vorbeugung haben sich morgens oder abends ein Glas stilles Wasser mit jeweils 1 bis 3 Esslöffeln (EL) Sauerkirschkonzentrat bewährt. Bei den Kapseln (600 mg) empfiehlt sich die Einnahme von 1 bis 2 pro Tag. Bei chronischen (entzündlichen) Krankheiten nimmt man in den ersten zehn Tagen 2x1 EL Konzentrat (bzw. 2x1 Kapsel) pro Tag ein und steigert die Dosierung im Anschluss zunächst auf 2 EL und nach weiteren zehn Tagen auf 3x1 EL. Bei akuten Krankheiten (oder unter Stress/bei verstärkter sportlicher Aktivität) empfiehlt sich die Einnahme von 3 EL (bzw. 3 Kapseln) als Einmalgabe. Die Einnahme kann ggf. täglich wiederholt werden. Grundsätzlich hat die Einnahme von mehr als 4 EL Konzentrat (4 Kapseln) keinen zusätzlichen therapeutischen Effekt.

In den folgenden Kapiteln werden die Einnahmeempfehlungen nur für Sauerkirschkonzentrat oder Kapseln mit 600 mg angegeben, da diese das ganze Jahr über verfügbar sind. Frische Kirschen schwanken in ihrer Qualität je nach Sorte und Verfügbarkeit über das Jahr, doch man kann beim Ersatz in etwa von folgenden Verhältnissen ausgehen:

1 EL Kirschkonzentrat entspricht ca. 45 frischen Kirschen.

1 Kapsel (600 mg) entspricht ca. 40 frischen Kirschen.

Von besonderer Bedeutung sind die Flavonoide der Sauerkirsche. Sie sind imstande, bestimmte Aufgaben des Immunsystems und die Wirkung von Vitamin C zu unterstützen beziehungsweise zu verstärken. Aus diesem Grund helfen Sauerkirschen effektiv bei Abwehrschwäche und können dadurch Infektionen vorbeugen.

Unser Immunsystem schützt uns nach außen hin vor ungebetenen Eindringlingen. Weniger gut gewappnet sind unsere Zellen gegen innere Feinde, zu den schlimmsten gehören die freien Radikale. Dabei handelt es sich um aggressive Substanzen, die bei normalen Umsetzungsprozessen der Atemluft in der Lunge entstehen, aber auch im Zusammenhang mit Umweltgiften, Schadstoffbelastungen und Stress gehäuft im Organismus auftreten und diesen in der Folge ernsthaft schädigen können. Die Antioxidantien aus der Sauerkirsche dienen als Radikalfänger und schützen so unsere Zellen (siehe auch „Antioxidantien und die Entstehung von oxidativem Stress“ S. 23).

Allergien und Unverträglichkeiten

Intoleranzen bei Nahrungsmitteln auf eigentlich ungefährliche Stoffe nehmen in den letzten Jahren stetig zu. Man weiß, dass bei Unverträglichkeitsreaktionen, die ähnlich einer Entzündung ablaufen, im Körper vermehrt freie Radikale gebildet werden. Durch die antioxidativen Eigenschaften der Sauerkirsche können zum einen Unverträglichkeiten vermindert und zum anderen die Folgen einer solchen Reaktion – sprich die Symptome einer diffusen Entzündung wie allgemeines Krankheitsgefühl, Schwäche, subfebrile Temperaturen etc. – gelindert werden. Durch die Entzündungen, vor allem an den feinen Körperstrukturen, wie Kapillaren und Schleimhäuten, wird das Immunsystem unseres Körpers ständig stark beansprucht. Dies hat zur Folge, dass es überreagiert und auch auf Stoffe anspringt, die dem Immunsystem von Natur aus eigentlich keinen Schaden zufügen. Hält man die freien Radikale in Schach und vermindert damit die entzündlichen Prozesse, so geht auch die Neigung zu Unverträglichkeiten zurück.

Sauerkirschen helfen auch bei allergischen Prozessen.

DOSIERUNG: In akuten Allergiephasen und bei allergischen Reaktionen auf Pollen, wie sie im Frühling und Sommer gehäuft vorkommen, empfiehlt sich eine Einnahme von 2x2 EL Sauerkirschkonzentrat oder 2x2 Kapseln pro Tag für die Dauer der Allergie. Bei „chronischen” Unverträglichkeitsreaktionen ist eine langfristige Einnahme über einen Zeitraum von mindestens drei bis sechs Monaten mit je 2x1 EL Konzentrat oder 2x1 Kapsel sinnvoll.

Arthritis

Arthritis ist eine entzündliche, schubweise verlaufende Gelenkerkrankung, die in der Regel mit einer Überwärmung, Gelenkergussbildung, Schwellung und Rötung einhergeht. Es gibt verschiedene Ursachen von sogenannten Arthritiden. Man unterscheidet hier infektiöse und nicht-

Kaum Nebenwirkungen

Direkte Nebenwirkungen beim Verzehr von Sauerkirschen sind für die meisten Menschen nicht zu erwarten. Lediglich Allergiker müssen bei dem Verzehr der rohen Frucht Vorsicht walten lassen. Getrocknete Früchte, Säfte, Konzentrate oder Extrakte scheinen jedoch erfahrungsgemäß unbedenklich zu sein, wobei es eine wichtige Ausnahme gibt: Menschen mit bereits stark eingeschränkter Nierenfunktion sollten von der Einnahme hochpotenter Konzentrate absehen. Die entzündungshemmenden Wirkstoffe der Sauerkirsche, welche ihren gesundheitlichen Nutzen bedingen, können bei stark vorbelasteten Menschen die Nierentätigkeit beeinflussen - ein Effekt, der auch bei entzündungshemmenden Medikamenten beobachtet werden kann.

Ein zu großer Verzehr aller Darreichungsformen (von der frischen Frucht bis zur Kapsel) kann sich außerdem abführend und entwässernd auswirken. Hier gilt: Auf die Dosierung kommt es an! Bleibt man im normalen Maß, lassen sich Nebenwirkungen ausgrenzen.

infektiöse Ursachen. Die nicht infektionsbedingten Arthritiden gehören in der Regel zu den Erkrankungen des rheumatischen Formenkreises. Hier treten vor allem die rheumatoide Arthritis (PCP), die Gicht-Arthritis und Psoriasis-Arthritis (Arthritis in Zusammenhang mit Schuppenflechte) auf. Oft wird Arthritis mit Arthrose verwechselt. Die Bilder beider Erkrankungen sind ähnlich. Der Hergang unterscheidet sich aber: Bei der Arthritis steht die Entzündung, oft unbekannten Ursprungs,

Bei Arthritis

- Ernähren Sie sich fleischarm und möglichst basisch.
- Lassen Sie sich auf eventuelle Nahrungsmittelunverträglichkeiten testen.
- Bei zusätzlicher Osteoporose ist oft eine Vitamin-D3- und Vitamin-K2-Substitution und die Einnahme von Kalzium sinnvoll.
- Bewegen Sie sich ausreichend. So, wie es die Schmerzen zulassen, aber auch vorbeugend.
- Trinken Sie genug Flüssigkeit und wenig Alkohol.
- Essen Sie mehr Fischprodukte. Omega-3-Fettsäuren wirken entzündungshemmend.

im Vordergrund, wohingegen bei der Arthrose die Abnutzung der Gelenkflächen und die Degeneration der knorpeligen Substanz die Ursachen bilden. Durch die Degeneration der Knorpel kommt es zum Aufeinanderreiben der Gelenkflächen und so entstehen Entzündungen.

Im Fall von Rheuma und Arthritis wies eine Forschergruppe aus Portland nach, dass bei Patienten, welche unter Osteoarthritis litten, durch die Einnahme von Sauerkirschsaft nach drei Wochen eine Reduzierung von Entzündungswerten im Blut gemessen werden konnte. Je höher die Entzündungswerte im Blut waren, umso stärker gingen diese unter der Einnahme des Sauerkirschenkonzentrats zurück. Die Inhaltsstoffe der Sauerkirschen haben sowohl schmerzreduzierende als auch entzündungshemmende Eigenschaften. Beides wirkt sich günstig auf den Verlauf von Gelenkentzündungen aus.

DOSIERUNG: Je nach Stärke der Arthritis werden bis 3x1 EL Konzentrat über den Tag verteilt für 21 Tage, danach 2x1 EL eingenommen.

Blutbildung

Folsäure ist als Vitamin aus dem B-Komplex notwendig für den Prozess der Zellteilung und damit der Zellneubildung. Unsere heutige westliche Ernährung bietet üblicherweise nur geringe Mengen an Folsäure. Doch Sauerkirschen sind ein guter Lieferant für Folsäure. Besonders Schwangere können von dieser Eigenschaft profitieren, denn ihr Bedarf an Folsäure ist doppelt so hoch. Ebenfalls in Sauerkirschen zu finden ist eine besondere Form von Kobalt, das zusammen mit Vitamin B12 und dem Eisengehalt die Früchte zu wahren „Blutbildnern" macht.

Produkte aus der Sauerkirsche können hier auch als eine sinnvolle natürliche Nahrungsergänzung eingesetzt werden, um die blutbildenden Organe mit den notwendigen Bausteinen zu versorgen.

Die rote Farbe der Frucht und ihres Saftes symbolisiert in der Naturmedizin und der Erfahrungsheilkunde auch die Zugehörigkeit ihrer Funktion zum blutbildenden und bluttransportierenden System.

Diabetes mellitus

Diabetes mellitus (Zuckerkrankheit) ist eine chronische Stoffwechselerkrankung, die zu einem erhöhten Blutzuckerspiegel führt. Man unterscheidet zwei Formen von Diabetes mellitus: den wesentlich selteneren Diabetes-Typ-1 und den viel häufigeren Diabetes-Typ-2. Beim Diabetes-Typ-1 handelt es sich um eine genetisch bedingte und in jüngeren Jahren auftretende Form des Diabetes, wohingegen der Typ-2-Diabetes entweder in höherem Alter oder in Zusammenhang mit falscher Ernährung und Lebensweise auftritt. Darüber hinaus gibt es noch einige seltenere Diabetes-Sonderformen, wie den sogenannten Schwangerschaftsdiabetes.

Die umgangssprachliche Bezeichnung für Diabetes lautet „Zuckerkrankheit". Der Begriff geht darauf zurück, dass unbehandelte Diabetiker mit ihrem Urin Zucker ausscheiden und dieser dadurch süßlich schmeckt – was Ärzte früher nutzten, um Diabetes zu diagnostizieren.

Durch Übergewicht und einen ungesunden Lebenswandel kommt es zu systemischen Entzündungsreaktionen im Körper. Diese Entzündungen bedingen, dass das „Zucker-Hormon" Insulin an seinen Zielzellen nicht mehr richtig wirken kann und Zucker nicht mehr aus dem Blut in die Zellen aufgenommen wird. Man spricht von Insulin-Resistenz. Der freie Zucker kann daraufhin mit körpereigenen Strukturen reagieren und diese schädigen.

Beim Versuch, das Potenzial von Lebensmitteln zur Anregung der Insulinausschüttung zu bemessen, stellte sich heraus, dass gerade bestimmte Früchte trotz ihres natürlich enthaltenen Zuckers eine positive Wirkung haben können. Dabei spielen Bitter- und Ballaststoffe, Säuregehalt und bestimmte sekundäre Pflanzenstoffe eine wichtige Rolle.

Wissenschaftler der Staatsuniversität von Michigan, USA, fanden in Laborversuchen heraus, dass Polyphenole aus Sauerkirschen die Insulinproduktion der Bauchspeicheldrüsenzellen anregen können. Die Zellen, die die amerikanischen Forscher mit Polyphenolen behandelten, produzierten 50 Prozent mehr Insulin als die Zellen ohne Zusatz. Sauerkirschen können damit sowohl zur Vorbeugung als auch zur Behandlung von Diabetes eingesetzt werden – als sinnvolle Ergänzung zum regelmäßigen Besuch beim Arzt oder Heilpraktiker sowie einer angepassten Ernährung und Lebensweise.

DOSIERUNG: Nehmen Sie täglich 2x1 EL Sauerkirschkonzentrat oder 2x2 Kapseln. Wie bei allen Lebensmitteln müssen Diabetiker auch hier auf die Zufuhr der Broteinheiten achten. Das in den Kapseln mit 600 mg verarbeitete Sauerkirschenpulver entspricht pro Kapsel ca. 0,02 BE. Das Konzentrat entspricht pro EL 1 BE. Um den Zuckeranteil möglichst gering zu halten, empfiehlt es sich, auf die Kapseln zurückzugreifen, da diese einen geringeren Anteil an Zucker aufweisen.

Entgiftung

Die Inhaltsstoffe der Sauerkirsche wirken durch ihren positiven Einfluss auf Leber, Darm und Nieren entgiftend für den gesamten Organismus. Über die Entlastung und Stimulierung der Ausscheidungsorgane können angesammelte Stoffwechselendprodukte, wie Säuren und Schlacken, schneller zur Ausscheidung gebracht werden. So wird der Körper neben den schädlichen freien Radikalen auch von anderen belastenden Stoffen befreit.

Zurückgehaltene Säuren und Schlacken bilden eine Grundlage für viele Krankheiten. Der harmonische Fluss von Aufnahme, richtiger Verstoffwechselung und Ausscheidung ist Voraussetzung für unsere Gesundheit.

DOSIERUNG: 1 bis 2 EL Sauerkirschkonzentrat oder 1 bis 2 Kapseln halten Ihre Entgiftungsorgane auf Trab und Ihre Gesundheit stabil.

Erkrankungen des rheumatischen Formenkreises

„Rheuma", wie es im Volksmund zusammenfassend genannt wird, ist ein Krankheitsbild mit vielen Gesichtern: Dutzende verschiedene Krankheiten werden unter dem Begriff „Rheumatischer Formenkreis" zusammengefasst. Es können Gelenke, Wirbelsäule, Muskeln, Haut, Augen oder innere Organe betroffen sein. Mittlerweile gehen forschende Ärzte davon aus, das ca. 9 % der deutschen Bevölkerung an einer rheumatischen Erkrankung leiden. Verantwortlich für die schmerzhaften Symptome rheumatischer Erkrankungen sind Entzündungen in den verschiedenen Geweben. Leider kann man nicht immer genau sagen, wie es zur Entstehung der einzelnen Entzündungen kommt und wie sich der genaue

Hergang darstellt. Mit dem regelmäßigen Verzehr von Kirschen – oder auch Sauerkirschsaft – lassen sich rheumatische Beschwerden aber sehr effektiv lindern. Dies zeigten unter anderem Studien zum Thema Gicht und Arthritis.

Gicht und Harnsäure

Gicht ist eine Erkrankung des Stoffwechsels, die mit einer akuten oder chronischen Erhöhung von Harnsäure (>7mg/dl, der Grenzwert variiert in den einzelnen Quellen) im Blut einhergeht. Ihre Symptome sind die einer besonders starken Form von Arthritis (Gelenkentzündung) und in ihrem Akutstadium äußerst schmerzhaft.

Harnsäure entsteht in unserem Körper als Produkt des Purinstoffwechsels. Purine bilden sich in unserem Organismus in überschaubarer Anzahl selber, werden aber auch durch unsere Nahrung, vor allem durch tierische Lebensmittel, aufgenommen. Zu erhöhten Harnsäurewerten kommt es, wenn die Produktion oder die Aufnahme von Purinen im Körper zu hoch oder die Ausscheidung der Harnsäure über die Nieren gestört ist.

Sauerkirschen können bei Gicht dazu beitragen, den Harnsäurespiegel zu senken und Schmerzen zu lindern.

Mehrere Studien belegen positive Eigenschaften der Sauerkirsche bei Gichtpatienten. Eine Untersuchung der Universität Boston (2012) kam beispielsweise zu dem Ergebnis, dass Montmorency-Sauerkirschen Harnsäure hemmende und reduzierende Eigenschaften haben. Zusätzlich können die bereits erwähnten

Bei erhöhter Harnsäure und Gicht

- Es empfiehlt sich eine Ernährungs- und Verhaltensumstellung, die einer Gichterkrankung gerecht wird. Vermeiden Sie z. B. den übermäßigen Verzehr von stark purinhaltigen Nahrungsmitteln (Innereien, gegrilltes Fleisch, Spargel, größere Mengen Alkohol, fette Fleisch- und Wurstwaren).
- Trinken Sie genügend Wasser (mindestens 2 Liter pro Tag, vor allem stilles Wasser, evtl. mit einem Spritzer frischer Zitrone) oder grünen Tee, Ingwertee, basische Kräutertees.
- Entgiften Sie Leber und Nieren durch ausleitende und unterstützende Therapieverfahren.

RELATIVER RÜCKGANG DES RISIKOS EINER GICHTATTACKE

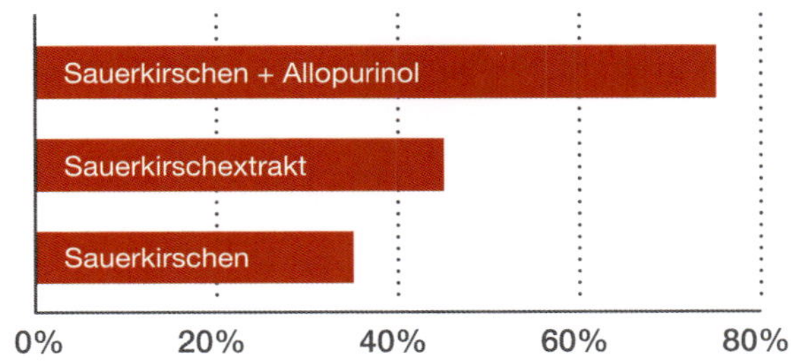

Gabe von Sauerkirschen, Sauerkirsch-Extrakt oder Sauerkirschen zusammen mit Allopurinol im Vergleich.

Anthozyane sowie die Salizylsäure der Sauerkirsche Gichtschmerzen und Entzündungen reduzieren.

In einer Studie mit über 630 Gichtpatienten konnte nachgewiesen werden, dass sich bei einer Einnahme von Sauerkirschen das Risiko einer Gichtattacke um 35 % reduzierte. Noch bessere Ergebnisse wurden erreicht, wenn ein Konzentrat aus Montmorency-Sauerkirschen eingenommen wurde, wobei das Risiko um 45 % abnahm. Kombinierten die Probanden die Sauerkirschen dann noch mit dem Gicht-Medikament Allopurinol, konnte das Risiko um 75 % gesenkt werden.

Hinzu kommt noch, dass Sauerkirschen eine allgemein anregende Wirkung auf die Nieren haben und somit die Ausscheidung von Harnsäure unterstützen können (siehe auch „Nierentätigkeit" S. 50). Sie können also zur Behandlung sowie zur Prävention von Gicht und bei erhöhten Harnsäurewerten auf mehrfache Art unterstützend wirken.

DOSIERUNG: In der akuten Gichtphase empfiehlt es sich, das Sauerkirschenkonzentrat etwas höher zu dosieren. Hier haben sich 4x1 EL täglich in den ersten drei Wochen bewährt. Ab der vierten Woche 2x1 EL für weitere drei Wochen. Danach kann mit der Kontrolle des Harnsäurewertes die Einnahme auf 1 bis 2 EL pro Tag reduziert werden.

Gewichtsreduktion

Chronische Entzündungen behindern das erfolgreiche Abnehmen. In den letzten Jahren verdichten sich die Hinweise, dass sogenannte systemische Entzündungen im Körper dafür verantwortlich sind, dass manche Menschen nicht abnehmen können. Wissenschaftliche Studien haben diese Feststellungen bestätigt.

Kirschen helfen gegen chronische Entzündungen, die in Zusammenhang stehen mit erschwertem Abnehmen.

Stress und die vermehrte Wirkung von freien Radikalen auf die Zellen könnten einer der Gründe für die Entzündungen sein. Sauerkirschen helfen hier mit ihrem Bindungspotenzial für freie Radikale dieses Geschehen zu reduzieren und somit die Gewichtsreduktion zu unterstützen.

DOSIERUNG: Im Rahmen einer kalorienreduzierten Diät nehmen Sie zusätzlich zu einer ausgewogenen Ernährung täglich 1 bis 2 EL Sauerkirschenkonzentrat aufgelöst in warmem Wasser, 2x2 Kapseln oder 1 Handvoll frischer Kirschen zu sich.

Haut und Zellregeneration

Die Volksweisheit „wahre Schönheit kommt von innen" kommt nicht von ungefähr. Eigentlich könnte man auch sagen: Wahre Schönheit kommt aus den inneren Organen.

Wenn die Organe sich einer guten Gesundheit erfreuen, eine starke Struktur besitzen, gut durchblutet sind und entzündungsfrei funktionieren, bleiben die Menschen auch äußerlich schön. Jedes Organ trägt mit seiner speziellen Aufgabe und der Produktion von speziellen Stoffen, wie z. B. Hormonen, dazu bei, die körpereigenen Prozesse und die Erhaltung des Aussehens aufrechtzuerhalten.

Wahre Schönheit kommt aus den inneren Organen.

Das hermetische Gesetz der Analogie „wie innen, so außen" beschreibt dies sehr passend: Die Struktur und das Erscheinungsbild der Haut sind ein Spiegel des Zustandes unserer inneren Organe und des gesamten Stoffwechsels. Dabei spielen viele Komponenten eine Rolle:

Anti-Aging

„Free Radical Theory of Aging" ist eine Studie, welche die Wirkung freier Radikale auf das Altern aller Organismen beschreibt. Die Theorie besagt, dass Alterung nie an der Außenseite des Körpers – wie der Haut – beginnt, sondern immer im Inneren, basierend auf unserem Stoffwechsel. Dementsprechend ist es auch naheliegend, dem Alterungsprozess nicht von außen entgegenzuwirken, sondern an seinem Ursprung.

Den stärksten Einfluss auf unseren Stoffwechsel, und damit auch auf den Alterungsprozess, hat unsere Ernährung. Deshalb ist es möglich, durch die Auswahl der Lebensmittel den Alterungsprozess positiv zu beeinflussen. Eines der mit Abstand effektivsten Anti-Aging-Lebensmittel sind dabei Sauerkirschen. Sie bilden zusammen mit Blau-, Erd- und Himbeeren die sogenannten „Beauty-Früchte". Besonders zwei Vorzüge dieser Früchte helfen, den natürlichen Alterungsprozess zu verlangsamen:

Als Erstes ist dabei ihr enormes Potenzial zur Bindung von freien Radikalen in unserem Organismus zu nennen. Diese können die Zellen verschiedener Organe und Strukturen schädigen und somit zu einem früheren Zelltod führen (siehe auch „Antioxidantien und die Entstehung von oxidativem Stress" S. 23). Werden zu viele freie Radikale produziert bzw. nicht eliminiert, sterben mehr Zellen frühzeitig ab und der Körper kann sich nicht mehr adäquat regenerieren, was zu einem schnelleren Alterungsprozess führt.

Der zweite Aspekt, welcher Sauerkirschen gegenüber anderen Beauty-Früchten sogar überlegen macht, ist das natürlich enthaltene Melatonin. Dieses kann die individuellen Tiefschlafphasen verbessern und dadurch für eine verstärkte Produktion von Wachstumshormonen sorgen (s.a. „Schlaflosigkeit" S. 54 und „Melatonin" S. 31). In diesen Tiefschlafphasen wird besonders viel Somatropin gebildet, ein Wachstumshormon, welches für die Regeneration und das Neuwachstum von Zellen verantwortlich ist. Je besser die Tiefschlafphasen, desto konstanter ist die Somatropinproduktion. Damit ermöglichen Sauerkirschen einen sprichwörtlichen Schönheitsschlaf.

Wasserhaushalt, Durchblutung, Hormone, Stress. Alles gesteuert von unseren inneren Organen und als Abbild auf unserer Haut wiederzufinden.

Sauerkirschen können helfen, den Stoffwechsel der inneren Organe zu optimieren und so die Organe jung zu halten. Je besser sich die Zellen der Organe reproduzieren, umso weniger Zeichen zeigen sich auf der Hülle unseres Körpers und desto weniger Falten bilden sich im Gesicht. Auch Alterserscheinungen wie Cellulite machen sich deutlich seltener bemerkbar.

DOSIERUNG: 2 EL Sauerkirschkonzentrat in Ihre tägliche Ernährung integriert, helfen langfristig Ihre Zellen jung und die Regeneration aufrechtzuerhalten.

Herz-Kreislauf-System

Laut Wissenschaftlern der University of California ist die in Montmorency-Sauerkirschen enthaltene Ellagsäure ein potentes Antioxidans, das Plaqueablagerungen (Arteriosklerose) in den Gefäßen und Krebs vorbeugen kann. Dadurch sowie aufgrund ihrer positiven entzündungshemmenden Wirkungen kann der Verzehr der roten Superfrucht vor Herzerkrankungen und Schlaganfällen schützen.

Dazu muss man wissen, dass der Angriff von freien Radikalen auf ungesättigte Fettsäuren die Entwicklung einer Arteriosklerose begünstigt. Die hochreaktiven Sauerstoffverbindungen verändern die Fette oxidativ derart, dass sie nicht mehr richtig verstoffwechselt werden und sich an den Gefäßwänden ablagern. Mittlerweile hat man auch herausgefunden, dass chronische Entzündungen, die u.a. durch freie Radikale bedingt werden, arteriosklerotische Veränderungen der Gefäße fördern. Die antioxidativen und entzündungshemmenden Fähigkeiten der Sauerkirschen können deshalb der Entstehung einer Arteriosklerose entgegenwirken.

Zur Entstehung einer Arteriosklerose tragen Mikroentzündungen an den Gefäßwänden bei. Sauerkirschen können helfen, diese zu reduzieren.

Zudem haben Versuche gezeigt, dass Sauerkirschsaft das Risiko von Schlaganfällen durch die Einwirkung auf den Triglycerid- und den Cholesterinspiegel deutlich verringern kann. Eine Normalisierung der Blutfettwerte gilt als sinnvolle Maßnahme in der Vorbeugung und Therapie von Erkrankungen des Herz-Kreislauf-Systems.

Zusammenhänge zwischen Kirschen und der Wirkung auf das Gefäßsystem finden sich auch in der Naturheilkunde. Hier spielen Farbe, Geschmack, Form und Geruch von Pflanzen eine besondere Rolle. Sie werden anhand dieser Eigenschaften kategorisiert und gegen Krankheiten eingesetzt. So hat die rote Farbe einer Frucht immer etwas mit den roten Flüssigkeiten im Körper – also Blut bzw. dem Gefäßsystem – zu tun. Es ist daher nicht verwunderlich, dass auch wissenschaftliche Zusammenhänge zwischen Kirschen und kardiovaskulären Erkrankungen hergestellt werden.

DOSIERUNG: Bei kardiovaskulären Erkrankungen empfiehlt sich die Einnahme von täglich 2x1 EL Sauerkirschkonzentrat oder 2x1 Kapsel.

Jetlag

Eine spezielle Art der Schlafstörung ist das sogenannte Jetlag-Syndrom. Es entsteht, wenn der natürliche Schlaf-Wach-Rhythmus durch bestimmte Umstände wie die Reise durch verschiedene Zeitzonen gestört wird. Durch den geänderten Zeitrhythmus kommt auch unser interner Biorhythmus aus dem Gleichgewicht. Die Produktion von Serotonin und Melatonin verschiebt sich, was zu den bekannten Schlafstörungen führt. Besonders Piloten, Flugbegleiter oder andere viel reisende Personen wie Manager können sich die Vorzüge der Melatoninquelle Sauerkirsche zunutze machen, um schneller in den Schlaf und zu einem geordneten Schlafrhythmus zu finden.

Auch bei Jetlag können Montmorency-Sauerkirschen Linderung verschaffen.

DOSIERUNG: Nehmen Sie bei Anzeichen eines Jetlags 3 EL Sauerkirschkonzentrat oder 3 Kapseln ein.

Konzentration und Gedächtnis

Ein gesunder Schlaf ist essentiell für die Konzentration, sowie Gedächtnis- und Lernprozesse. Man vermutet, dass sich erlerntes und eingeübtes Wissen gerade im Schlaf festigt. Eine wichtige Rolle übernimmt dabei der sogenannte Hippocampus, ein besonders alter Teil unseres Gehirns. Gemeinsam mit anderen Hirnarealen durchlaufen neue Informationen eine Art Schleife, die die Überführung von Wissen ins Langzeitgedächtnis bedingt. Schlafen wir schlecht, kann dieser Prozess nicht richtig stattfinden. Durch die Einnahme von Sauerkirschen vor dem zu Bett gehen, kann man daher dank des natürlichen Melatonins den Lernerfolg steigern.

Melatonin unterstützt die Erinnerungsfunktion unseres Gehirns während der Schlafphasen.

Kopfschmerzen und Migräne

Sauerkirschen enthalten Anthozyane sowie Salizylsäure, eine Vorstufe der Azetylsalizylsäure (ASS), des Wirkstoffs in Aspirin-Tabletten, und haben dadurch eine schmerzlindernde Wirkung. In einer Studie an jungen Frauen mit Migräne-Kopfschmerzen konnte man durch die Einnahme von Sauerkirschsaft die Frequenz und Dauer der Migräne um 65 %, bzw. 78 % senken. Zugleich konnte die Einnahme von Medikamenten sogar um 91 % reduziert werden.

Sauerkirschen enthalten viel natürliche Salizylsäure, eine Vorstufe von ASS, und können dadurch bei Kopfschmerzen helfen.

DOSIERUNG: In der Akutphase der Kopfschmerzen empfiehlt sich die Einnahme von 2 bis 3 EL Sauerkirschkonzentrat, pur oder mit etwas Wasser verdünnt. Alternativ hilft es, 20 frische Kirschen zu essen oder 2 bis 3 Kapseln mit ausreichend Flüssigkeit einzunehmen. Bei Bedarf kann die Einnahme mehrmals am Tag wiederholt werden.

Krebs

Krebs ist nach Herz-Kreislauf-Erkrankungen die zweithäufigste Todesursache in Deutschland. Die Entstehung von Krebserkrankungen steht – entgegen der weitläufigen Meinung – in einem engen Zusammenhang mit der Ernährung. Deshalb lohnt es sich, seine Speisekarte einmal genauer unter die Lupe zu nehmen.

Die in Sauerkirschen gefundenen Anthozyane können Zellen bzw. die verantwortlichen Gene für die Entstehung und das Wachstum von Krebszellen ausschalten. Hierbei geht es vor allem um die Gefäßneubildung der Krebszellen, die durch die Anthozyane verhindert wird. Außerdem wird die Blutzufuhr der Krebszellen unterbrochen, wie Wissenschaftler herausfanden.

Die Zusammenarbeit verschiedener Stoffe, sowohl aus körpereigenen Quellen als auch aus sekundären Pflanzenstoffen, führt zu einem natürlichen Schutz vor Krebs. Besonders scheinen die Wirkstoffe der Sauerkirschen auf Krebszellen im Dickdarm zu wirken. Hier zeigte sich bei Mäusen, die mit Anthozyanen der Sauerkirsche versorgt wurden, ein deutlich verringertes Zellwachstum gegenüber denen, die keine Anthozyane bekamen. Bei schon bestehenden Tumoren stellten die Wissenschaftler ein verringertes Wachstum der Tumore fest.

Anthozyane verhindern das Wachstum von Krebszellen sowie die dadurch ausgelöste Gefäßneubildung.

Andere Polyphenole hemmen den Krebs in seiner Entstehung und unterdrücken die Bildung krebserregender Stoffe, wie z. B. Nitrosamine, im Körper.

Allgemein scheinen sekundäre Pflanzenstoffe den mehrstufigen Prozess der Krebsentstehung auf verschiedenen Ebenen bremsen zu können, um dadurch die Tumorbildung zu erschweren oder gar gänzlich zu verhindern.

DOSIERUNG: Zur Vorbeugung und nach unbedingter Rücksprache mit dem behandelnden Arzt empfiehlt sich die Einnahme von täglich 2x2 EL Sauerkirschkonzentrat oder 2x2 Kapseln.

Nerven und Gehirn

Sauerkirschen gehören zu den sogenannten Brainfoods.

Gerade Menschen, die viel geistige Arbeit verrichten, können sich nicht noch zusätzlich mit schwerem Essen belasten. So kommt es immer mehr auf die Qualität der Nahrungsmittel und den gezielten Einsatz an. Sauerkirschen helfen durch die enthaltene Folsäure neue Nervenzellen zu bilden. Durch die Anthozyane werden das sensible Nervengewebe und die Zellen vor Angriffen durch freie Radikale geschützt. So nehmen die Leistungsfähigkeit und das Gedächtnispotenzial zu.

Nierentätigkeit

Montmorency-Sauerkirschen haben eine positive Auswirkung auf die Nierentätigkeit. Sie enthalten fast kein Natrium, dafür aber viel Kalium und wirken dadurch entwässernd. Auf diesem Weg wird zum Beispiel auch vermehrt Harnsäure ausgeschieden.

Menschen mit bereits stark eingeschränkter Nierenfunktion sollten jedoch von der Einnahme hochpotenter Konzentrate absehen. Die entzündungshemmenden Wirkstoffe der Sauerkirsche, welche ihren gesundheitlichen Nutzen bedingen, können bei stark vorbelasteten Menschen die Nierentätigkeit beeinflussen – ein Effekt, der auch bei entzündungshemmenden Medikamenten beobachtet werden kann.

DOSIERUNG: Täglich 2x1 EL Sauerkirschkonzentrat oder 2x1 Kapsel halten Ihre Nieren im Entschlackungsmodus.

Osteoporose

Osteoporose ist eine – meist mit steigendem Alter auftretende – Erkrankung, bei der die Knochendichte durch einen unausgewogenen Knochenauf- und -abbau kontinuierlich abnimmt. Verschiedene Umstände, wie die Einnahme bestimmter Medikamente (z. B. Cortison) über einen längeren Zeitraum, können zur Beschleunigung oder Entstehung von Osteoporose beitragen. Osteoporose wird zudem durch chronisch-entzündliche Erkrankungen und die Bildung von freien Radikalen ungünstig beeinflusst. Neueste Forschungsergebnisse haben gezeigt, dass der vermehrte Verzehr von Montmorency-Sauerkirschen zur Knochenstabilität und Erhaltung der Knochendichte beitragen kann. Man führt dies auf die in den Sauerkirschen enthaltenen Anthozyane zurück, die die Fähigkeit besitzen, freie Radikale zu binden (s. S. 28). So lässt sich sagen, dass der Verzehr von Montmorency-Sauerkirschen zur aktiven, natürlichen Vorbeugung von Knochenschwund beitragen kann.

DOSIERUNG: Vorbeugend bei Osteoporose kann man pro Tag 1 bis 2 EL Sauerkirschkonzentrat zu sich nehmen. Am besten gegen Abend, 1 bis 2 Stunden vor dem Zubettgehen.

Oxidativer Stress

Oxidativer Stress bezeichnet eine Stoffwechsellage, bei der ein unnormales Maß an freien Radikalen im Organismus anfällt. Dazu kommt es oft bei hoher körperlicher Belastung oder falschen Lebensgewohnheiten und Stress (siehe auch „Antioxidantien und die Entstehung von oxidativem Stress“ S. 23).

In einer Studie im Bereich des Leistungssports wurde an Radsportlern gezeigt, wie Sauerkirschen auf oxidativen Stress einwirken: Die Entzündungs- und Stressmarker reduzierten sich bei den Sauerkirschprobanden deutlich. Punktuell war der oxidative Stress bis zu 30 % niedriger als bei denjenigen, die kein Kirschkonzentrat während der Trainingseinheiten zu sich genommen hatten.

Sauerkirschen dämpfen die Stressanfälligkeit und reduzieren dadurch verursachte Entzündungen.

Oxidativer Stress wird aber nicht nur durch körperliche Aktivität hervorgerufen, sondern auch durch unseren Alltagsstress. Besonders gestresste Berufs- und Personengruppen wie Manager, Mütter, Lehrer etc. haben ein wesentlich höheres Aufkommen an freien Radikalen.

Man vermutet, dass oxidativer Stress an der Entstehung vieler Krankheitsbilder beteiligt ist, unter anderem an entzündlichen Prozessen, die durch Schädigungen der Zellmembran hervorgerufen werden. Zu diesen Krankheiten gehören:

- verschiedene Krebserkrankungen
- Pankreatitis
- Erkrankungen des Immunsystems
- rheumatische und neurodegenerative Erkrankungen
- chronisch entzündliche Darmerkrankungen
- entzündliche Gelenkerkrankungen
- Erhöhung des Cholesterinspiegels
- chronische Lebererkrankungen im Kindesalter
- Lungenerkrankungen

DOSIERUNG: Bei der Gefahr von oxidativem Stress hat sich vorbeugend die tägliche Einnahme von 2x1 EL Kirschkonzentrat oder 2x1 Kapsel bewährt.

Regeneration im Sport

Sauerkirschen können die Regeneration nach sportlicher Belastung verbessern und die anschließende Erholungsphase beschleunigen. Sie helfen, die bei körperlicher Belastung erhöhten Stoffwechselvorgänge im Körper entscheidend zu optimieren.

Bei mehreren Studien im Bereich des Ausdauersports berichteten diejenigen Sportler, die Sauerkirschprodukte während des Trainingszeitraumes einnahmen, über deutlich weniger Muskelkater und Schmerzen als diejenigen, die Placebos zu sich genommen hatten. Dies zeigte sich auch in den Blutuntersuchungen, bei denen die Marker für Muskelverletzungen genauer in Augenschein genommen wurden. Des Weiteren betrug der Kraftverlust bei Sportlern, die regelmäßig unter Verzehr von Sauerkirschen trainierten, nach einer intensiven Trainingsphase im Durchschnitt nur 4 % im Vergleich zu 22 % Kraftverlust

Regenerationsverbesserung und Verletzungsprävention

- regelmäßiges Dehnen
- basische Ernährung; viel Gemüse und Obst
- wechselwarmes Duschen
- Saunagänge
- ausreichendes Trinken

bei Sportlern, die keine Sauerkirschprodukte zu sich nahmen. Ebenfalls belegten die Studien eine Minderung von Krankheiten und Schädigungen, die als Folge von sportlicher Belastung gelten. Hierzu zählen vor allem Erkrankungen und Überlastungen des Bewegungsapparates wie Sehnen-, Band-, Muskel-, und Gelenkentzündungen. Die Forscher gehen davon aus, dass die sekundären Pflanzenstoffe der Kirschen freie Radikale abfangen, die zu den Entzündungen beitragen, welche an den Mikrorissen der Muskelfasern bei erhöhter körperlicher Belastung entstehen.

Besonders deutlich zu sehen war die äußerst positive Auswirkung des Sauerkirschpulvers auf den sogenannten „Open-Window-Effekt". Beim Open-Window ist das Immunsystem nach intensiver körperlicher Belastung eine gewisse Zeit lang unterdrückt und der Körper somit anfälliger für Infektionen der oberen Atemwege. Durch die Einnahme von Sauerkirschpulver wurde diese Schwachstelle merklich verbessert, sprich das Infektionsrisiko nach den Trainingseinheiten wurde minimiert.

Produkte aus der Sauerkirsche wie Konzentrat und Kapseln oder die frischen Früchte tragen sowohl dazu bei, Muskelkater und Schmerzzustände während und nach dem Sport zu mindern, als auch die Muskelregeneration zu fördern und abhängige Verletzungen dadurch zu verhindern. Durch die schnelle Regeneration unter Einnahme von Sauerkirschen können sich die Muskeln schneller regenerieren und derart die Trainingspausen verkürzt werden.

Darüber hinaus verbessern Sauerkirschen auch die Schlafqualität, welche für eine gute Erholung unerlässlich ist (siehe auch „Schlaflosigkeit").

Allgemein lässt sich also sagen, dass der regelmäßige Verzehr von Sauerkirschen, deren Konzentrat oder Extrakt die Regeneration verbessert und beschleunigt sowie sportbedingten Verletzungen vorbeugen kann. Von diesen Vorzügen können sowohl Leistungs- als auch Hobbysportler profitieren.

DOSIERUNG: Nehmen Sie daher bei hoher sportlicher Belastung 1 EL Sauerkirschkonzentrat oder auch 1 Sauerkirschkapsel vor und 2 EL oder 2 Kapseln unmittelbar nach dem Training ein.

Schlaflosigkeit

Schlaf ist wichtig für unsere Gesundheit und Voraussetzung dafür, dass viele Vorgänge in unserem Organismus richtig ablaufen und der Körper sich regenerieren kann. Viele Menschen leiden unter Schlafstörungen, woraus etliche alltägliche Beschwerden, aber auch chronische Krankheiten entstehen können. Eine Studie hat gezeigt, dass Schlaflosigkeit sogar einige Gene der Menschen verändern kann. Betroffen waren in dieser Studie vor allem Gene, die für Entzündungen, das Immunsystem und Stressreaktionen verantwortlich sind. Auch die Unfähigkeit abnehmen zu können, wird oft mit fehlendem oder falschem Schlaf in Verbindung gebracht. Nicht zuletzt steht Schlafmangel im Zusammenhang mit Konzentrationsstörungen am Tag, der Entstehung von Demenz und der Begünstigung von Herz-Kreislauf-Erkrankungen.

Eine der bemerkenswertesten Eigenschaften der Sauerkirsche ist ihre schlaffördernde Wirkung.

DER MELATONINGEHALT VON MONTMORENCY- UND BALATON-KIRSCHEN IM VERGLEICH

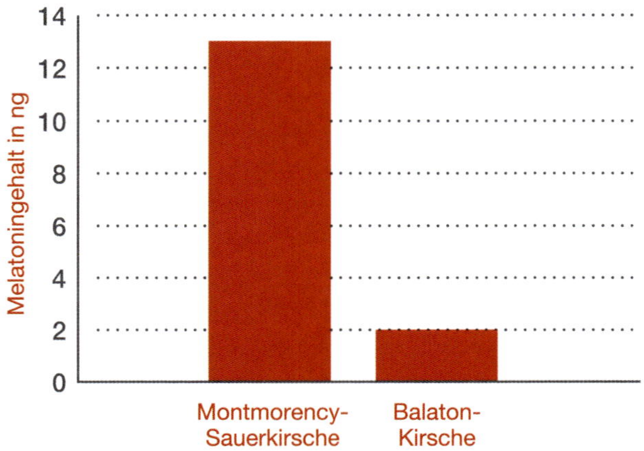

Der Melatoningehalt von Montmorency-Sauerkirschen ist mit 13,5 ng sechsmal höher als der von Balaton-Kirschen.

Schlafstörungen sind in den letzten Jahrzehnten zur Volkskrankheit geworden. Ob alt oder jung, in allen Altersklassen gibt es weitläufige Probleme mit regelmäßigem und tiefem Schlaf. Eine Schlüsselrolle bei der Therapie scheint das Hormon Melatonin einzunehmen, das für den Schlafrhythmus und die Schlafintensität mitverantwortlich ist. Melatonin wird vom Körper selber hergestellt, seine Produktion ist aber von vielen Faktoren abhängig und nimmt mit zunehmendem Alter und unter Stress ab. So kann dies einer der Gründe sein, warum alte Menschen oft Probleme haben, zu ausreichend tiefem Schlaf zu kommen.

Sauerkirschen stellen eine der wenigen natürlichen Quellen von Melatonin dar, sodass der regelmäßige Verzehr die Schlafqualität verbessern kann. In Studien konnten durch die Einnahme von Sauerkirschen die Schlafdauer verbessert und lästige Wachphasen reduziert werden. Zugleich konnte man zeigen, dass die enthaltenen Anthozyane die körpereigene Produktion von Melatonin erleichtern, sodass Sauerkirschen auf mehreren Wegen unser Schlafverhalten verbessern könnten.

Maßnahmen zur Schlafverbesserung:

- Legen Sie sich einen Schreibblock neben das Bett, für den Fall das Ihnen spontan etwas einfällt. Gedanken hindern uns oft am Einschlafen.
- Lüften Sie das Zimmer vor dem Schlafen gut durch (ca. 30 Minuten).
- Halten Sie die Augen im dunklen Zimmer die ersten 5 Minuten offen und versuchen Sie, an nichts zu denken.
- Es gibt noch andere sehr gute Entspannungsmöglichkeiten, um Ihre Schlafprobleme zu beheben. Am Anfang nicht einfach umzusetzen, aber mit der Zeit und den richtigen Hilfsmitteln kann man lernen, psychischen Ballast vor dem Schlaf abzulegen und so den erholsamen Schlaf zu empfangen. Gute Methoden sind z. B. Meditation oder Autogenes Training.
- Wenn Sie nicht einschlafen können, machen Sie wieder das Licht an und lesen ein Buch, das schwer verständlich ist und welches Sie nicht interessiert. Es fällt uns schwer, uns mit Dingen zu beschäftigen, die wir nicht verstehen und die uns nicht interessieren. Je langweiliger, komplexer und uninteressanter das Buch, desto schneller schlafen Sie ein.
- Vermeiden Sie große Pflanzen in Ihrem Schlafraum. Durch den umgekehrten Stoffwechsel im Dunkeln nehmen uns die Pflanzen den Sauerstoff.

Allerdings scheint es in Bezug auf den Melatoningehalt deutliche Unterschiede zwischen den einzelnen Kirschsorten zu geben. So sind verlässliche Aussagen über eine Verbesserung der Schlafqualität nur bei der Montmorency-Sauerkirsche möglich, da sie den Melatoningehalt anderer Sorten um das bis zu Sechsfache übertrifft!

DOSIERUNG: Um dem Körper genügend Melatonin zur Verfügung stellen zu können, trinken Sie am besten 1 bis 2 Stunden vor dem Zubettgehen etwas stilles Wasser mit 1 bis 2 EL Sauerkirschkonzentrat. Bei höherem Körpergewicht kann die Dosierung auch bis auf 3 EL erhöht werden.

MELATONINPRODUKTION IM ALTER

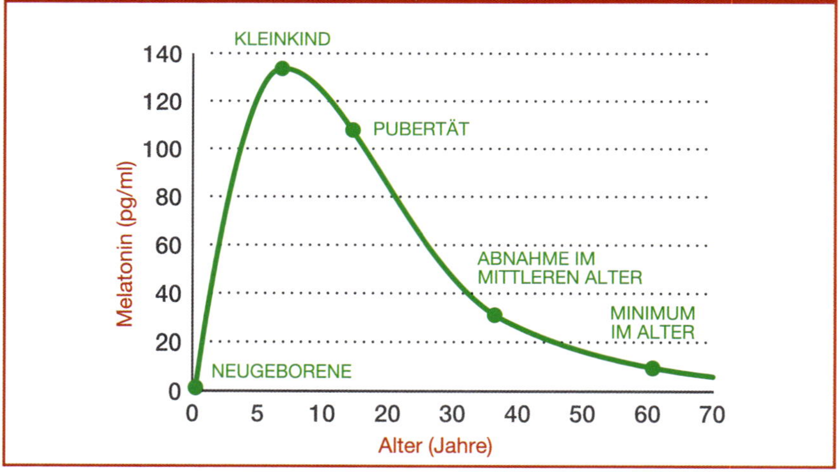

Die körpereigene Melatoninproduktion nimmt mit zunehmendem Alter ab.

Schmerzen

Die in den Sauerkirschen enthaltenen Anthozyane und Salizylsäure tragen dazu bei, bestimmte Enzyme in unserem Körper zu hemmen, die an der Entstehung von Entzündungen beteiligt sind (siehe auch „Anthozyane“ S. 28 und „Salizylsäure“ S. 33). Einige Schmerzmittel greifen auf der gleichen Ebene ein. So ist es nicht verwunderlich, dass Montmorency-Sauerkirschen schmerzlindernd wirken.

Inhaltsstoffe der Sauerkirschen nutzen dieselben Andockstellen an Schmerzrezeptoren wie viele Schmerzmittel.

DOSIERUNG: Wenn Sie häufig unter nicht verletzungsbedingten Schmerzen leiden, empfiehlt sich eine Einnahme von 2x2 EL Kirschkonzentrat oder 2x2 Kapseln pro Tag. Wenn Sie wissen, wann Ihre Schmerzen kommen, können Sie vorbeugend 1 EL oder 1 Kapsel einnehmen.

Unspezifische Entzündungen

Entzündungen sind Teil der Abwehrreaktionen unseres Körpers und werden im Allgemeinen mit Symptomen wie Rötung, Schwellungen und Juckreiz in Verbindung gebracht. Eine Vielzahl von Entzündungen tritt jedoch von uns unbemerkt als Reaktion des Körpers auf Stress, zu wenig Schlaf, schwere körperliche Belastungen und schädliche Umweltfaktoren auf. Das kann verschiedene Krankheiten wie z. B. Gicht und Arthritis fördern sowie Schmerzen in Knie, Hüfte und Gliedern auslösen.

Die Sauerkirsche stellt einen der potentesten Entzündungshemmer der Natur dar.

Wie so häufig sind freie Radikale mitverantwortlich für ein vermehrtes Auftreten solch unspezifischer Entzündungen. Die in der Sauerkirsche vorhandenen Antioxidantien können in einem solchen Fall natürliche Abhilfe leisten (s. auch „Anthozyane“ S. 28).

DOSIERUNG: Nehmen Sie täglich 2x1 EL Sauerkirschkonzentrat oder 2x2 Kapseln zu sich.

Verdauung

Die verdauungsfördernde, entschlackende Wirkung der Sauerkirschen kann nicht nur bei Störungen der Darmflora und zur Entgiftung, sondern auch bei Verdauungsproblemen wie Verstopfung helfen. Sauerkirschen gelten hier als eines der ältesten und am besten erprobten Hausmittel. Durch den hohen Anteil an Ballaststoffen wird die Verdauungstätigkeit angeregt. Die in den Sauerkirschen enthaltene Fruchtsäure wirkt besonders bakterienfeindlich, sekretions- und verdauungsfördernd. Damit wird der Darm gereinigt und die Verstopfung beseitigt.

Sauerkirschen wirken basisch im Körper und regen die Verdauung an.

Ein weiterer Helfer bei der Verdauung sind die roten Farbstoffe der Sauerkirsche. Diese Anthozyane sorgen für eine rasche Neubildung von Leberzellen und regen den Leberstoffwechsel an. Sie fördern die Produktion von Galle, durch die die Darmtätigkeit und damit die Entgiftung ebenfalls verbessert werden. In Zusammenarbeit mit Vitamin C, einem weiteren Antioxidans, verhindern die roten Farbstoffe der Sauerkirschen Zellschäden an der Darminnenwand.

Weitere Empfehlungen bei Verdauungsproblemen:

- Achten Sie auf den Säure-Basen-Haushalt Ihres Körpers. In der heutigen Zeit neigen wir aufgrund unserer Ernährung und der Stressproblematik zu einer latenten Übersäuerung des Körpers. Sauerkirschen sowie darauf basierende alternative Produkte werden im Körper basisch verstoffwechselt und können so einer Übersäuerung entgegenwirken.
- Trinken Sie viel warmes Wasser. Das regt die Verdauungstätigkeit des Darms an. Beginnen Sie am besten direkt morgens auf nüchternen Magen damit. In Asien ist dieses Ritual seit Jahrhunderten verbreitet.
- Achten Sie auf eine kohlenhydratarme und ballaststoffreiche Ernährung. Kohlenhydrate, vor allem Zucker, wirken sauer im Körper. Ein Übermaß an Zucker führt zu einer Verschiebung und Störung der Darmflora.
- Reduzieren Sie Ihre Stressbelastung. Machen Sie Entspannungsübungen. Unser Darm ist direkt mit unserem Gehirn verbunden. Entspannung wirkt sich positiv auf diese beiden Organe aus.

DOSIERUNG: Essen Sie täglich eine Handvoll frischer Sauerkirschen, um Ihre Verdauung anzuregen. Alternativ können Sie 2x1 EL Sauerkirschkonzentrat in ein Glas warmes Wasser einrühren und trinken.

Wellness und Achtsamkeit

In der heutigen Zeit, geprägt von Stress und Hektik, ist es wichtig, Freiräume zu schaffen, die uns auf andere Gedanken bringen und einen Ausgleich zum Alltag darstellen. Dabei haben sich tägliche Rituale als wirksames Mittel erwiesen. Gerade Rituale, welche auch noch der Gesundheit dienen, können richtiggehende Ruhepole im Alltagsleben schaffen. Aus dem täglichen Verzehr von Sauerkirschen kann man ebenfalls ein solches Ritual machen: Man nimmt bewusst etwas als Nahrung zu sich, womit man einen Effekt im Körper verbindet. So tut man sich etwas Gutes und kann die positiven Auswirkungen noch steigern. Durch eine achtsame Auseinandersetzung mit der eigenen Ernährung und Gesundheit befasst man sich aktiv mit der Pflege und Heilung des Körpers. Allein dadurch kann man häufig viele körperliche und gesundheitliche Beschwerden minimieren oder sogar gänzlich verschwinden lassen. Mit dieser Verbindung von Körper und Geist beweist Mutter Natur das enorme Selbstheilungspotenzial unseres Körpers.

Achtsamkeit und das Leben im Hier und Jetzt kommen in unserer Gesellschaft oft zu kurz. Gesundheitliche Probleme können die Folge sein.

DOSIERUNG: Nehmen Sie täglich 2x1 EL Sauerkirschkonzentrat oder 2x1 Kapsel zu sich.

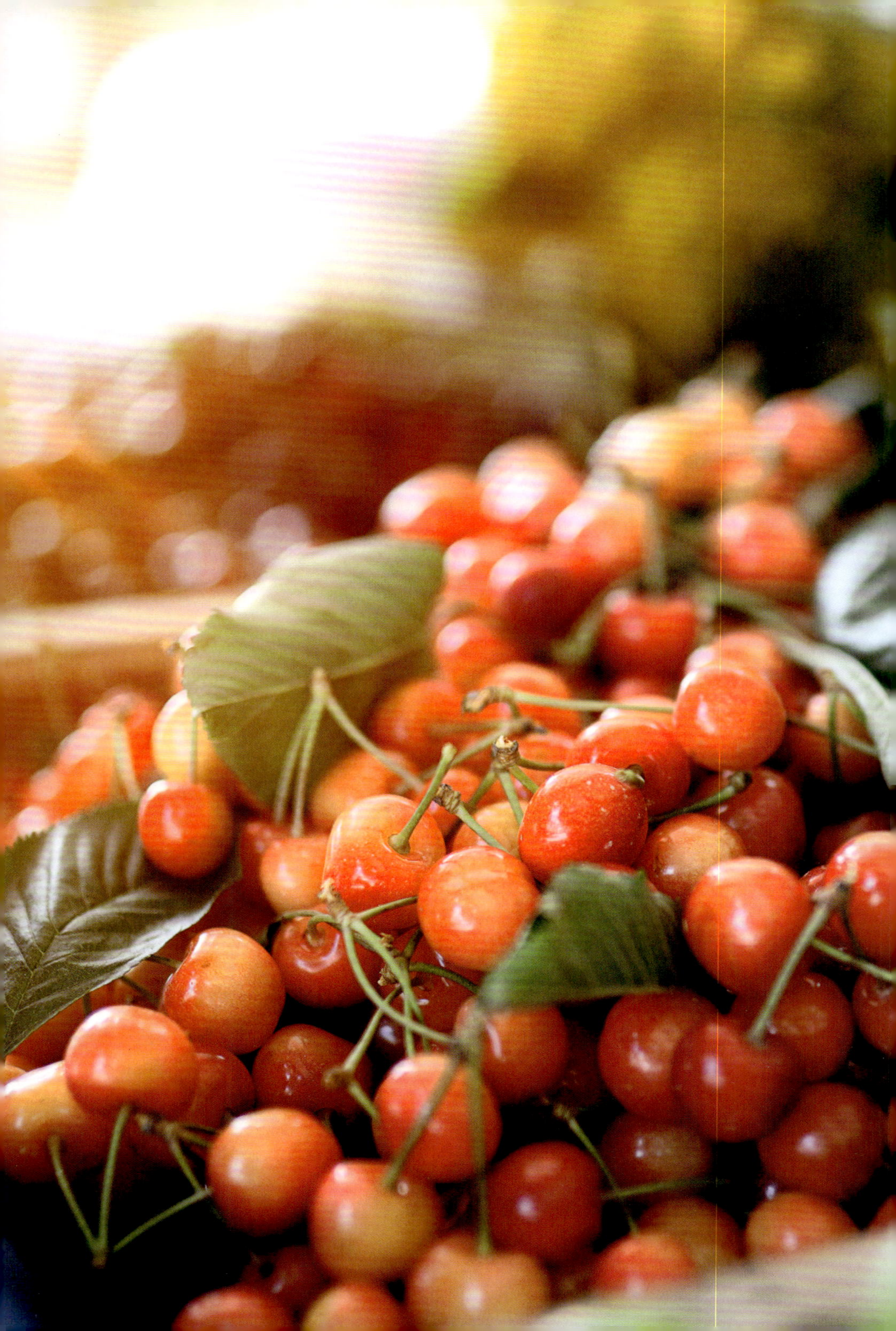

Rezepte mit Sauerkirschen

Smoothies und Snacks

Beerenshake

Zutaten (für 2 Portionen):

100 g Blaubeeren
100 g Erdbeeren
100 g Himbeeren
2 TL Sauerkirschkonzentrat
300 ml Sojamilch/Dinkelmilch/Hafermilch
Minzblatt oder Zitronenscheibe

1. Die Zutaten – eventuell zusammen mit Eis – in einen Mixer geben und gut durchmixen.

2. Danach in ein gekühltes Glas geben und mit einem Minzblatt oder einer Zitronenscheibe garnieren.

Roter Regenerations-Smoothie

Zutaten (für 2 Portionen):

1 Tasse gefrorene Sauerkirschen (aufgetaut)
½ Tasse Sauerkirschkonzentrat
1 Tasse Erdbeeren (aufgetaut oder frisch)
3 Esslöffel Orangensaft
½ Tasse fettarmer Joghurt (auch mit Vanillegeschmack möglich)
2 Esslöffel Honig
Muskat

1. Alle Zutaten (außer Muskat) mit einem Mixer vermengen.

2. In einer Schüssel servieren und mit Muskat garnieren.

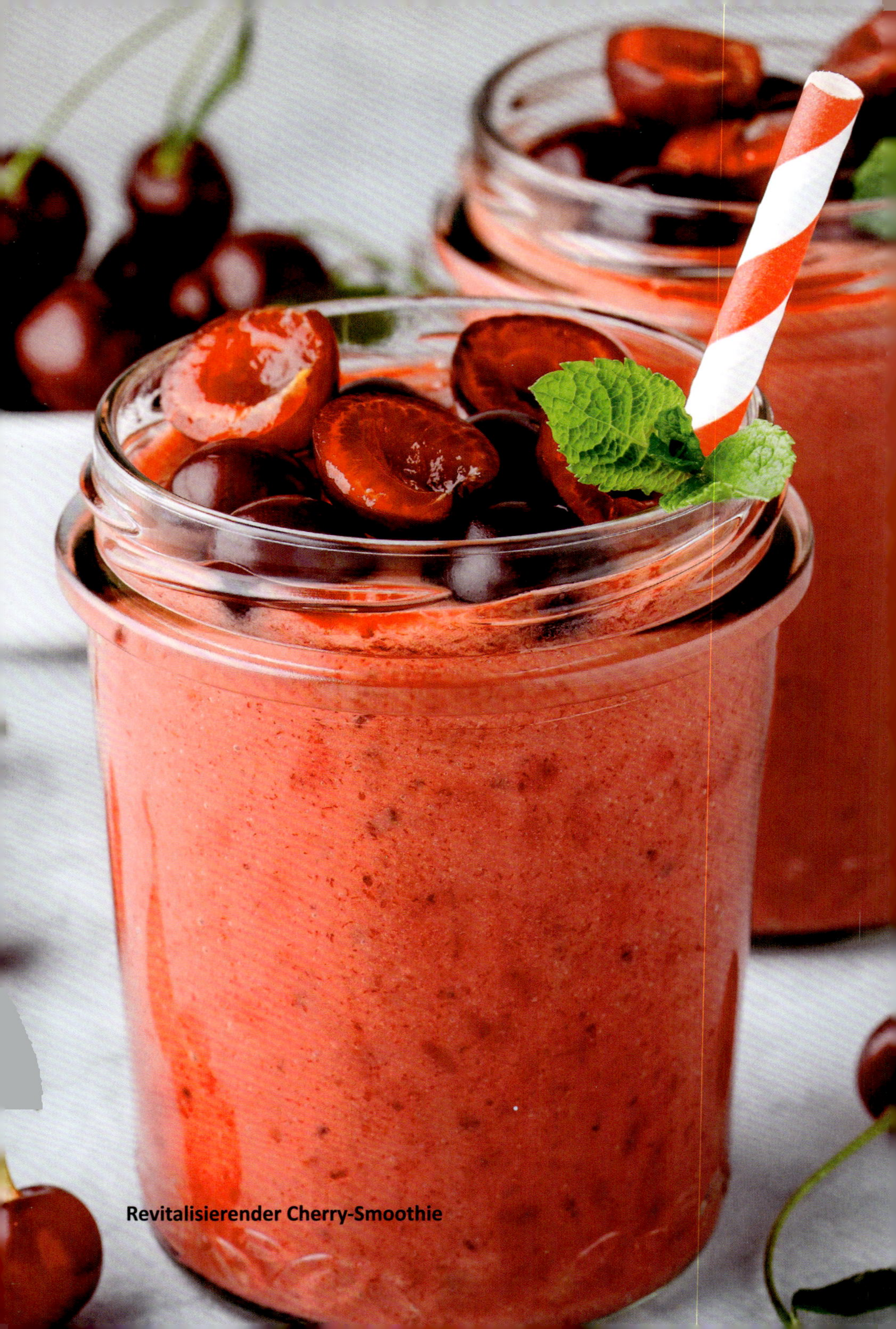

Revitalisierender Cherry-Smoothie

Revitalisierender Cherry-Smoothie

Zutaten (für 2 Portionen):

2 Tassen gefrorene Sauerkirschen
2 mittlere bis große reife Bananen, zuvor in Scheiben geschnitten und gefroren
1 Tasse Kokosnusswasser (kann auch durch Wasser ersetzt werden)
1 Teelöffel Vanille- oder Mandelextrakt
Honig zum Süßen

1. Alle Zutaten in einen Mixer geben oder mit einem Pürierstab mixen, bis der Smoothie glatt und cremig ist.

2. Den revitalisierenden Cherry-Smoothie am besten in einem gekühlten Glas servieren.

Grüner Kirsch-Smoothie

Zutaten (für 2 Portionen):

2 Kiwis
2 halbe Birnen
2 EL Sauerkirschkonzentrat oder eine halbe Handvoll getrockneter Montmorency-Sauerkirschen oder frische Kirschen
eine Handvoll junger Spinat
etwas Petersilie
300 ml Wasser

1. Schälen Sie das Obst und waschen Sie Spinat und Kräuter. Gut trocken tupfen.

2. Alle Zutaten zusammen in einen Mixer geben und gründlich durchmixen.

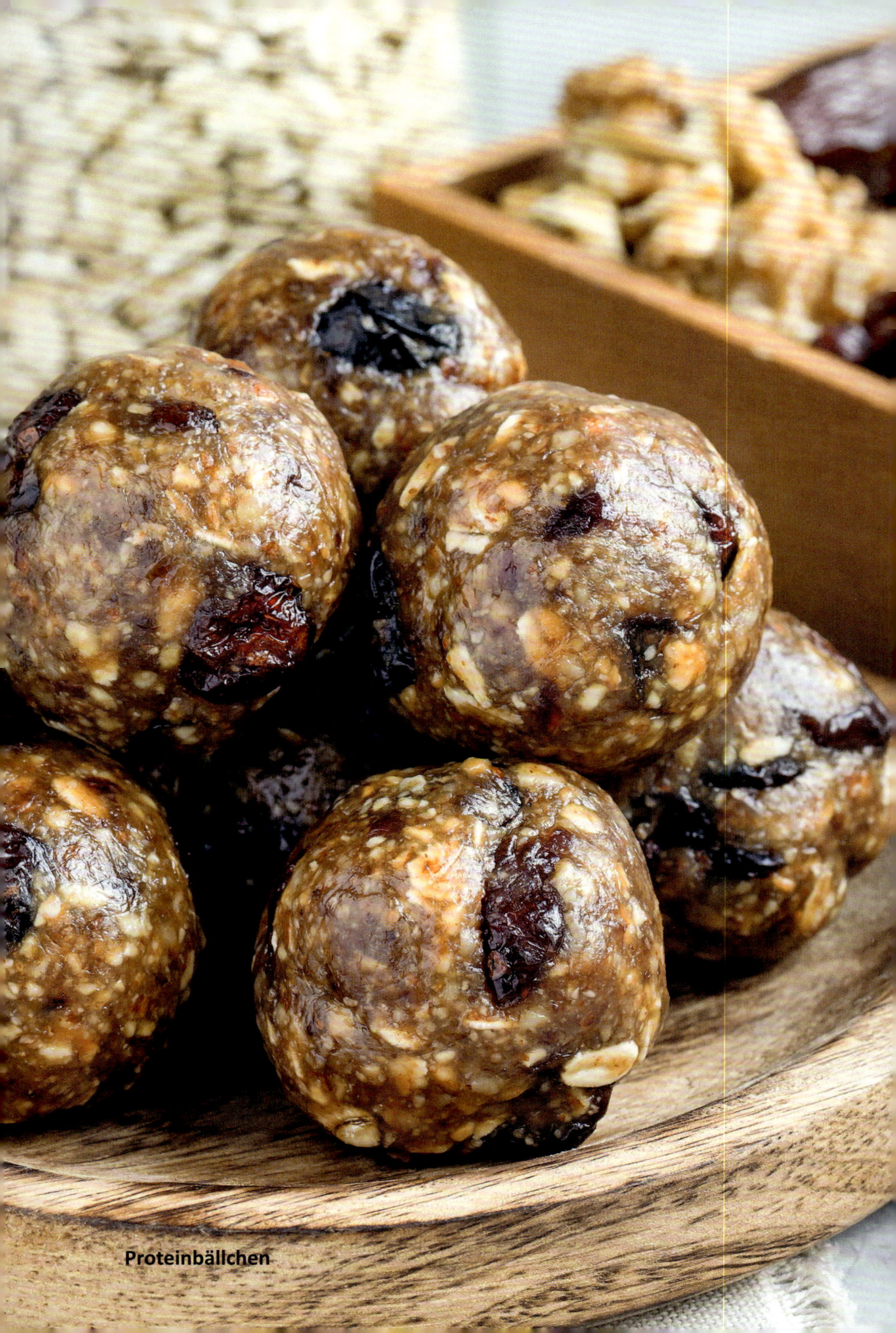

Proteinbällchen

Proteinbällchen

Zutaten (für ca. 24 Bällchen):

¼ bis ½ Tasse getrocknete Montmorency-Sauerkirschen, grob gehackt
1 Tasse Haferflocken
1 Tasse geriebene Kokosflocken
½ Tasse Erdnussbutter
½ Tasse Leinsamen
½ Tasse Mini-Schokochips
⅓ Tasse Honig
1 Teelöffel Vanilleextrakt

1. Alle Zutaten zusammenfügen und vermengen, bis eine Masse entsteht. Danach eine halbe Stunde im Kühlschrank ruhen lassen.

2. Anschließend die Masse zu Bällchen rollen, Größe nach Belieben (am einfachsten Esslöffelgröße).

Die Proteinbällchen sind in einem luftdichten Behälter gekühlt eine Woche haltbar.

Sauerkirsch-Regenerations-Gummis

Zutaten (für bis zu 64 Sauerkirsch-Gummis):

1¼ Tassen Montmorency-Sauerkirschsaft
¼ Tasse ungesüßte Gelatine
⅓ Tasse Honig

1. Mischen Sie den Sauerkirschsaft mit der Gelatine in einer kleinen Schüssel und rühren Sie so lange, bis die Gelatine sich aufgelöst hat.

2. Geben Sie die Flüssigkeit gemeinsam mit dem Honig in einen kleinen Topf und erhitzen Sie sie bei mittlerer Temperatur. Rühren bis sich alles gut aufgelöst hat, ohne jedoch den Saft zum Kochen zu bringen. Nehmen Sie dann den Topf vom Herd und lassen Sie die Flüssigkeit etwas abkühlen.

3. Füllen Sie nun die Flüssigkeit in Bonbonförmchen (Eiswürfelformen tun es auch) und lassen Sie sie etwa 10 Minuten abkühlen bis die Masse anfängt zu gelieren. Dann stellen Sie die Sauerkirsch-Regenerations-Gummis für mindestens 30 Minuten im Kühlschrank kalt.

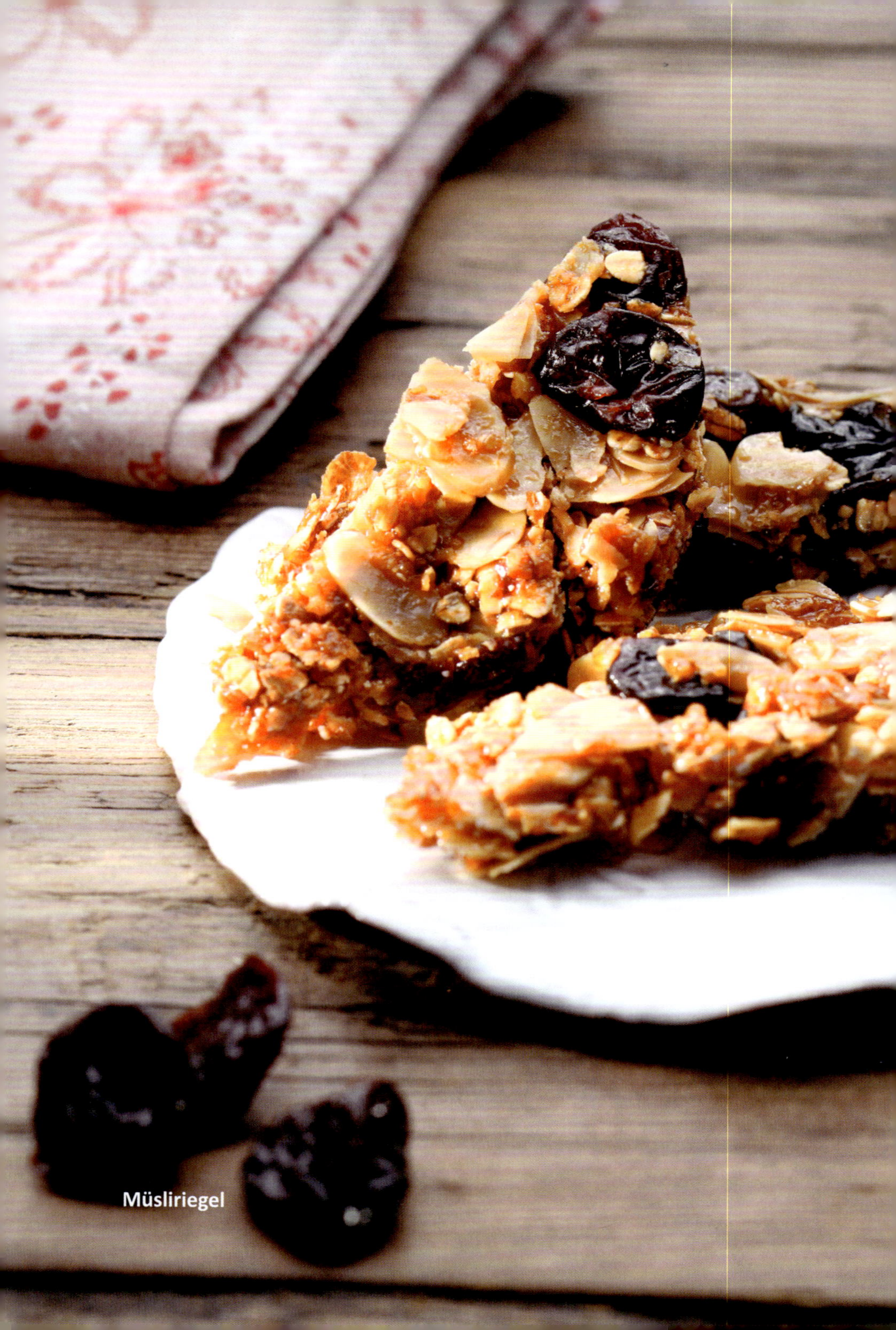

Müsliriegel

Für das gesunde Frühstück

Müsliriegel

Zutaten (für ca. 20 Riegel):

1½ Tassen fettarmes Müsli
1 Tasse Haferflocken
¾ Tasse getrocknete Montmorency-Sauerkirschen
½ Tasse Mehl
⅓ Tasse geschälte Mandeln, geröstet
½ TL Zimt
2 Eiweiß, geschlagen
⅓ Tasse Honig
¼ Tasse brauner Zucker
2 TL Rapsöl

1. Den Boden einer Auflaufform (ca. 20×20 cm) mit Backpapier auslegen. Den Backofen auf 175 °C vorheizen.

2. In einer Schüssel Müsli, Haferflocken, Sauerkirschen, Mehl, Mandeln und Zimt vermengen. In einer anderen Schüssel geschlagenes Eiweiß, Honig, braunen Zucker und Öl verrühren. Die Mischung zur Müslimischung geben und sehr gut durchrühren.

3. Die fertige Masse in die Auflaufform geben und gleichmäßig festdrücken. Die Müslimischung ca. 20 bis 25 Minuten backen. Auf einem Gitter vollständig auskühlen lassen und in 2 mal 10 cm große Riegel schneiden.

Müsli

Zutaten (Menge je nach Bedarf und Belieben):
Haferflocken
Walnüsse
getrocknete Montmorency-Sauerkirschen
Dinkelflocken
Physalis, frisch oder getrocknet
Sojamilch/Reismilch

Die Zutaten einfach in eine Schüssel geben und mit Soja- oder Reismilch auffüllen.

Schnelle Frühstücks-Schichtspeise

Zutaten (für 2 Portionen):
250 g Vanillejoghurt
⅓ Tasse getrocknete Montmorency-Sauerkirschen
1 reife Banane, in Scheiben geschnitten
⅔ Tasse Knuspermüsli

1. Joghurt mit den Sauerkirschen verrühren und die Hälfte der Mischung auf zwei Gläser verteilen. Mit der Hälfte der Bananenscheiben belegen und die Hälfte des Müslis darüber verteilen.

2. Diesen Vorgang mit der anderen Hälfte wiederholen und die Schichtspeise servieren.

Wird die Schichtspeise nicht sofort serviert, kann sie bis zu zwei Stunden im Kühlschrank aufbewahrt werden.

Salate

Brokkolisalat

Zutaten (für 6 Portionen):

4 Tassen Brokkoliröschen, gewaschen und abgetropft
¼ Tasse getrocknete Montmorency-Sauerkirschen
¼ Tasse rote Zwiebeln, in feinen Scheiben
¼ Tasse gegarter magerer Schinkenspeck oder Räuchertofu, in mundgerechten Stücken
¼ Tasse Schmand
2 TL Meerrettich
2 TL Mayonnaise
Salz und Pfeffer nach Geschmack

1. Brokkoliröschen in gesalzenem Wasser blanchieren, in Eiswasser abschrecken und dann gut abtropfen lassen. In einer großen Schüssel den Brokkoli mit den Sauerkirschen, den Zwiebeln und dem Schinkenspeck/Tofu vermengen.

2. In einer anderen Schüssel den Schmand mit der Mayonnaise und dem Meerrettich verrühren. Das fertige Dressing über den Brokkolisalat geben und vorsichtig vermengen, bis alle Zutaten vom Dressing überzogen sind.

3. Im Kühlschrank abgedeckt aufbewahren, bis der Salat serviert wird.

Couscoussalat

Zutaten (für 6 Portionen):

1 Tasse Wasser oder Hühnerbrühe
¾ Tasse Couscous, ungekocht
½ Tasse getrocknete Montmorency-Sauerkirschen
½ Tasse grob gehackte Karotten
½ Tasse gehackte, ungeschälte Gurke
¼ Tasse Frühlingszwiebeln in Streifen

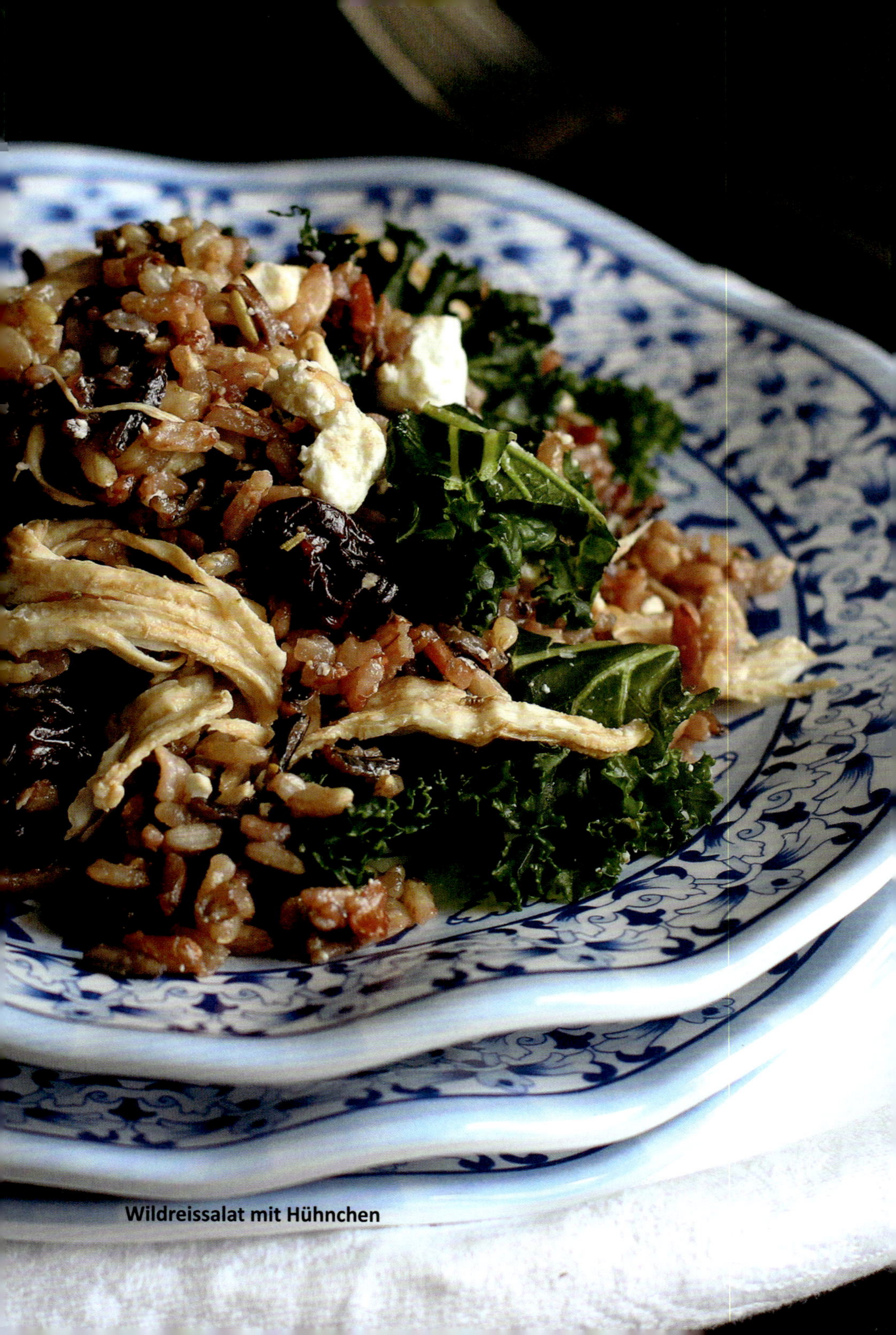

Wildreissalat mit Hühnchen

¼ Tasse geröstete Pinienkerne
3 TL Balsamico-Essig
1 TL Olivenöl
1 TL Dijon-Senf
Salz und Pfeffer zum Abschmecken

1. Wasser oder Brühe in einem Topf zum Kochen bringen und den Couscous einrühren. Vom Herd nehmen und bedeckt etwa 5 Minuten ziehen lassen. Den Couscous mit einer Gabel auflockern und noch einmal 10 Minuten ohne Deckel stehen lassen.

2. Den Couscous mit den getrockneten Sauerkirschen, den Karotten, der Gurke, den Frühlingszwiebeln und den gerösteten Pinienkernen in einer großen Schüssel vermischen.

3. Die Zutaten für das Dressing in einer zweiten Schüssel gut vermengen und über den Couscous-Mix gießen. So lange verrühren, bis alle Zutaten gut mit dem Dressing vermischt sind. Nun mit Salz und Pfeffer abschmecken und gekühlt oder bei Zimmertemperatur servieren.

Wildreissalat mit Hühnchen

Zutaten (für 4 Portionen):
180 g Reismix aus Langkornreis und Wildreis
2 Tassen Hühnchenbrüste oder vegetarische Hühnchenfilets, gewürfelt und gegart
1 Tasse Zuckerschoten, quer geteilt und bissfest gekocht
1 Tasse getrocknete Montmorency-Sauerkirschen
¼ Tasse Olivenöl
3 TL Sojasauce
3 TL Zitronensaft
1½ TL gemahlener Ingwer
1 Prise schwarzer Pfeffer

1. Für das Dressing das Olivenöl, die Sojasauce, den Zitronensaft, den Ingwer und den Pfeffer gut verrühren.

2. Für den Salat den Reis nach Packungsanweisung garen und gut abkühlen lassen.

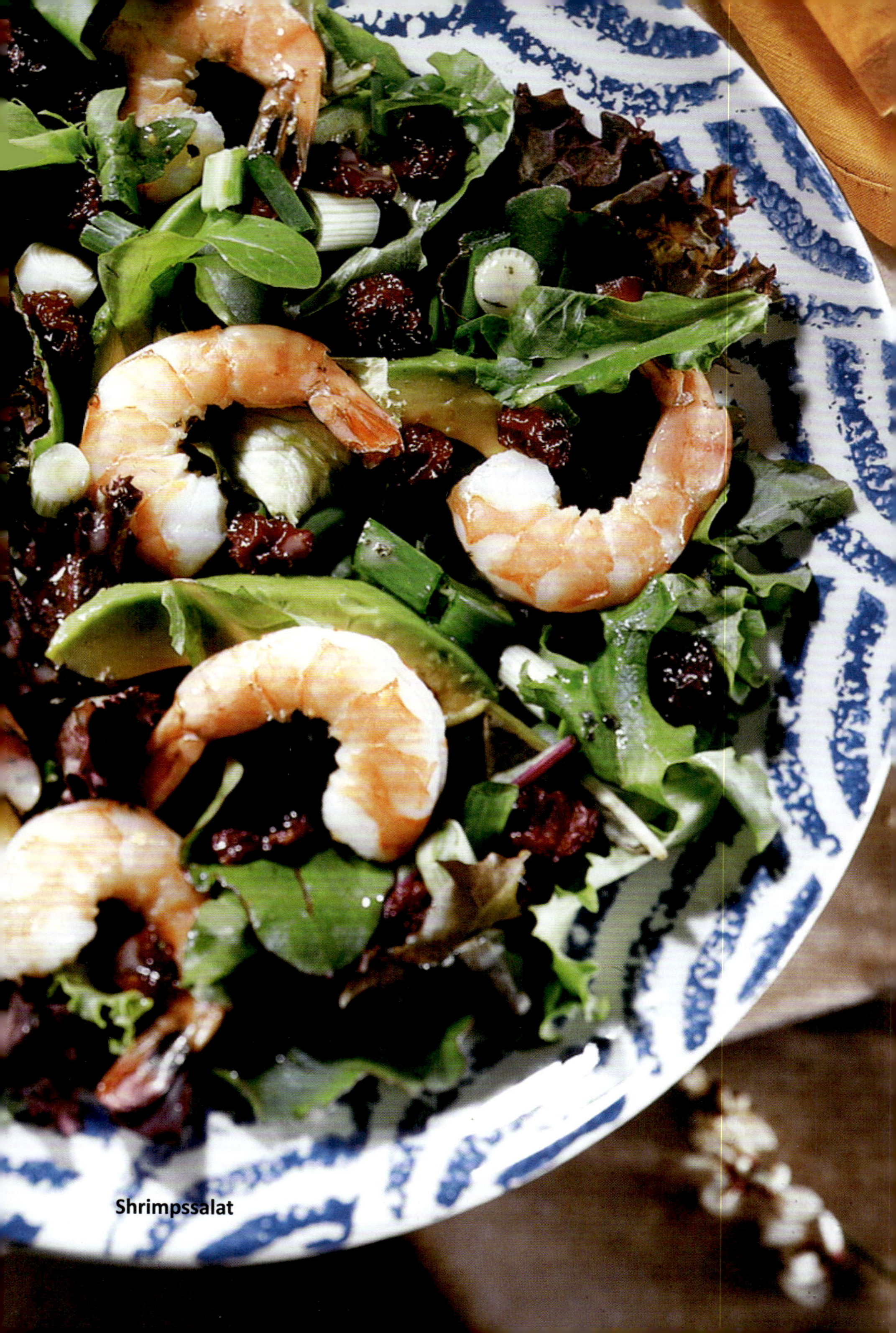
Shrimpssalat

3. Derweil die gegarte Hühnchenbrust mit den Zuckerschoten und den Montmorency-Sauerkirschen vermengen, mit Dressing übergießen und alles erneut vermischen.

4. Zuletzt den gekochten Reis unter die Hühnchenmischung rühren.

Vor dem Servieren mindestens eine Stunde in den Kühlschrank stellen.

Shrimpssalat

Zutaten (für 4 Portionen):

4 Tassen gemischte grüne Blattsalate
400 g verzehrfertige Shrimps
2 kleine reife Avocados, geschält, entkernt und in Scheiben geschnitten
¾ Tasse getrocknete Montmorency-Sauerkirschen
¼ Tasse Frühlingszwiebeln, in feinen Ringen
Dressing:
⅓ Tasse Olivenöl
2 Teelöffel Limonensaft
1 Teelöffel grobkörniger Dijon-Senf
1 Teelöffel frisches Basilikum, gehackt
¼ Teelöffel Salz

1. Die Zutaten für das Dressing in einer Schüssel mit einem Rührbesen schlagen, bis sich alles gut vermischt hat.

2. Das Dressing in den Kühlschrank stellen und mit der Salatzubereitung beginnen.

3. Die Blattsalate auf 4 Teller verteilen und mit den übrigen Zutaten bestreuen. Mit dem Dressing beträufeln und sofort servieren.

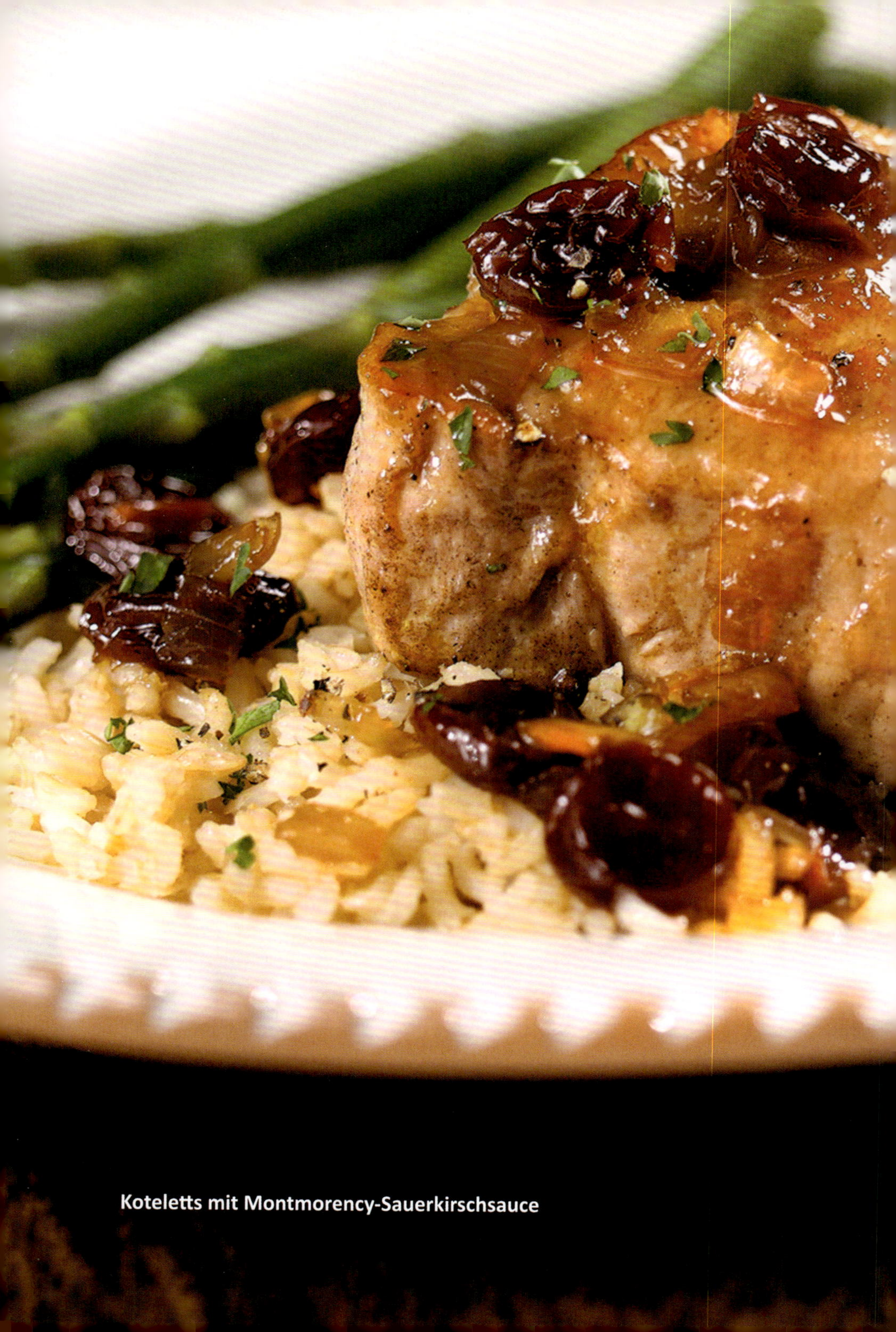

Koteletts mit Montmorency-Sauerkirschsauce

Hauptspeisen

Koteletts mit Montmorency-Sauerkirschsauce

Zutaten (für 4 Personen):

4 Schweinekoteletts ohne Knochen, ca. 1,5 cm dick
Salz und gemahlener schwarzer Pfeffer
4 Teelöffel Rapsöl
1 Tasse Zwiebeln, gehackt
2 Tassen Hühnerbrühe
ca. 1 Tasse getrocknete Montmorency-Sauerkirschen
4 Teelöffel Orangenmarmelade
2 Teelöffel Balsamico-Essig
optional: Chiliflocken nach Geschmack

1. Die Koteletts mit Salz und Pfeffer würzen. Öl in der Pfanne erhitzen und die Koteletts von jeder Seite 3 Minuten braten, aus der Pfanne nehmen und beiseite stellen.

2. Die Zwiebeln im Bratfett glasig dünsten, dann die Hühnerbrühe, die Kirschen, die Marmelade, den Essig und nach Wunsch die Chiliflocken zugeben.

Montmorency-Sauerkirschen geben den Koteletts ein feines Aroma.

3. Alles zum Kochen bringen und solange kochen lassen, bis die Flüssigkeit auf die Hälfte reduziert ist. Dann die Hitze herunterschalten, die Koteletts zugeben und erwärmen (ca. 5 Minuten).

4. Zuletzt die Sauce abschmecken und alles servieren.

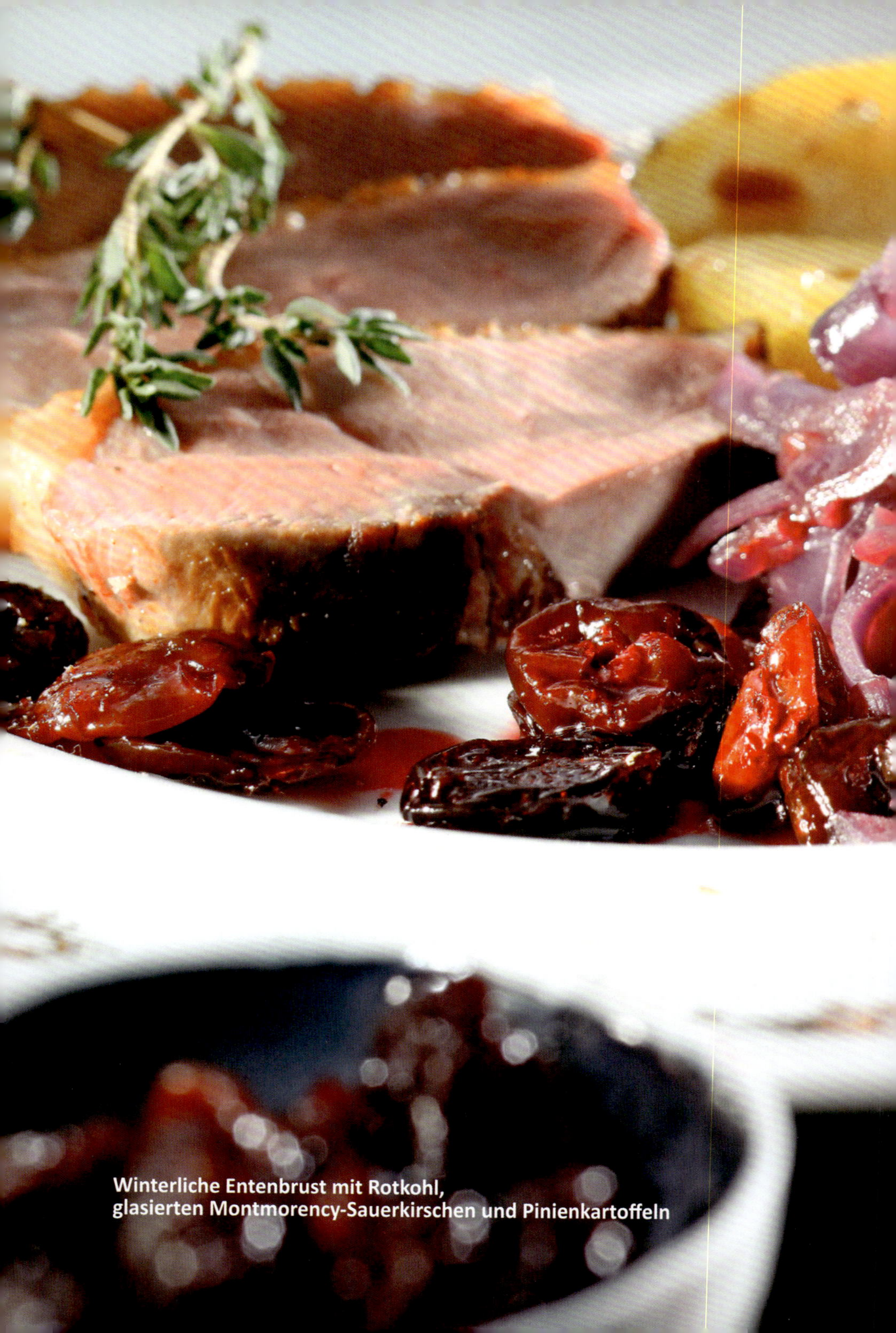

Winterliche Entenbrust mit Rotkohl,
glasierten Montmorency-Sauerkirschen und Pinienkartoffeln

Winterliche Entenbrust mit Rotkohl, glasierten Montmorency-Sauerkirschen und Pinienkartoffeln

Zutaten (für 4 Portionen):

350 g Rotkohl
150 g getrocknete Montmorency-Sauerkirschen
4 Entenbrüste (je 170 g)
1 Zwiebel
40 ml Mandellikör
3 EL Erdnussöl (oder anderes Bratöl)
30 g Zucker
450 ml Rotwein
500 g kleine Kartoffeln, geschält
500 ml Kirschsaft
20 g Butter
40 g Pinienkerne
frisch geriebene Muskatnuss
Salz und schwarzer Pfeffer aus der Mühle
2 Wacholderbeeren

1. Den Rotkohl halbieren, den Strunk entfernen und in feine Streifen schneiden. Die Zwiebel pellen und fein würfeln. 3 EL Öl in einem Topf erhitzen, Rotkohl und Zwiebeln anschwitzen. Mit Rotwein und 350 ml Kirschsaft ablöschen. Salz, Pfeffer und Wacholderbeeren hinzufügen. Zugedeckt 35 Minuten kochen, dabei mehrmals umrühren. Kurz vor Ende der Garzeit 50 g getrocknete Sauerkirschen hinzufügen.

2. Sauce: Mandellikör, 150 ml Kirschsaft und Zucker 5 Minuten einkochen. 100 g getrocknete Sauerkirschen kurz vor Ende der Garzeit hinzufügen und darin ziehen lassen.

3. Pinienkartoffeln: Kartoffeln in kochendem Salzwasser 20 Minuten garen. Butter in einem Topf erhitzen, Pinienkerne darin rösten. Kartoffeln hinzufügen und mit Salz, Pfeffer und Muskatnuss würzen.

4. Die Haut der Entenbrüste kreuzweise einritzen. Eine Pfanne erhitzen, die Entenbrüste mit der Hautseite zuerst hineingeben. Von jeder Seite 6–8 Minuten braten. Die Entenbrüste in Scheiben schneiden und mit dem Rotkohl, den glasierten Kirschen und den Pinienkartoffeln servieren.

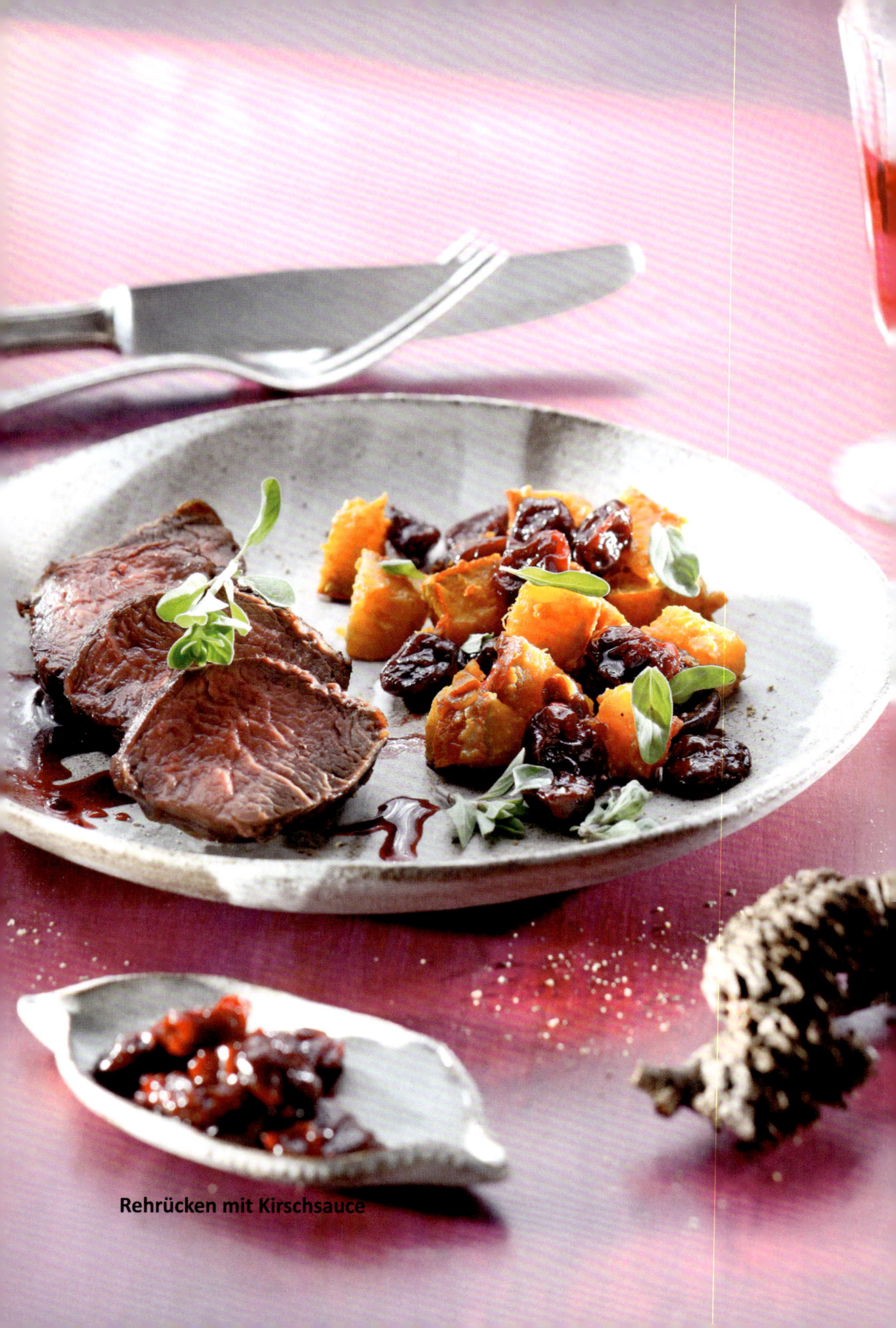

Rehrücken mit Kirschsauce

Rehrücken mit Kirschsauce

Zutaten (für 4 Portionen)

1 Zwiebel
2 Knoblauchzehen
3 Zweige Oregano
350 g Hokkaido-Kürbis
4 EL Erdnussöl
½ TL schwarze Senfsaat
250 ml Gemüsebrühe
100 g getrocknete Montmorency-Sauerkirschen
Salz, schwarzer Pfeffer
2 – 3 TL Zitronensaft
600 g Rehrücken
2 Msp. gemahlener Piment, schwarzer Pfeffer aus der Mühle
2 Rosmarinzweige
150 ml Kirschsaft
50 g kalte Butter, gewürfelt
frischgeriebene Muskatnuss

1. Für das Kürbisgemüse die Zwiebel pellen und fein würfeln. Knoblauch pellen und fein hacken. Oregano abzupfen und fein hacken. Den Kürbis vierteln, entkernen und in 1 cm große Würfel schneiden.

2. 2 EL Öl in einem Topf erhitzen, Kürbiswürfel, Zwiebeln, Knoblauch und Senfsaat anschwitzen. Mit Gemüsebrühe ablöschen und zugedeckt 10 Minuten kochen. Nach 5 Minuten die getrockneten Sauerkirschen hinzufügen. Mit Salz, Pfeffer und Zitronensaft würzen.

3. Den Rehrücken mit Salz, Piment und Pfeffer rundum würzen. 2 EL Öl in einer Pfanne erhitzen und den Rehrücken darin bei mittlerer Hitze anbraten. Rosmarin hinzufügen und im heißen Backofen 12 Minuten bei 170 °C garen. Den Rehrücken aus dem Ofen nehmen und in Alufolie gewickelt 5 Minuten ruhen lassen.

4. Den Bratenfond mit Kirschsaft aufgießen und in einen Topf füllen. Kalte Butterwürfel mit einem Schneebesen nach und nach unterschlagen. Mit Salz, Pfeffer und Muskatnuss würzen. Den Rehrücken aufschneiden, mit dem Gemüse und der Sauce servieren. Dazu passen Nudeln.

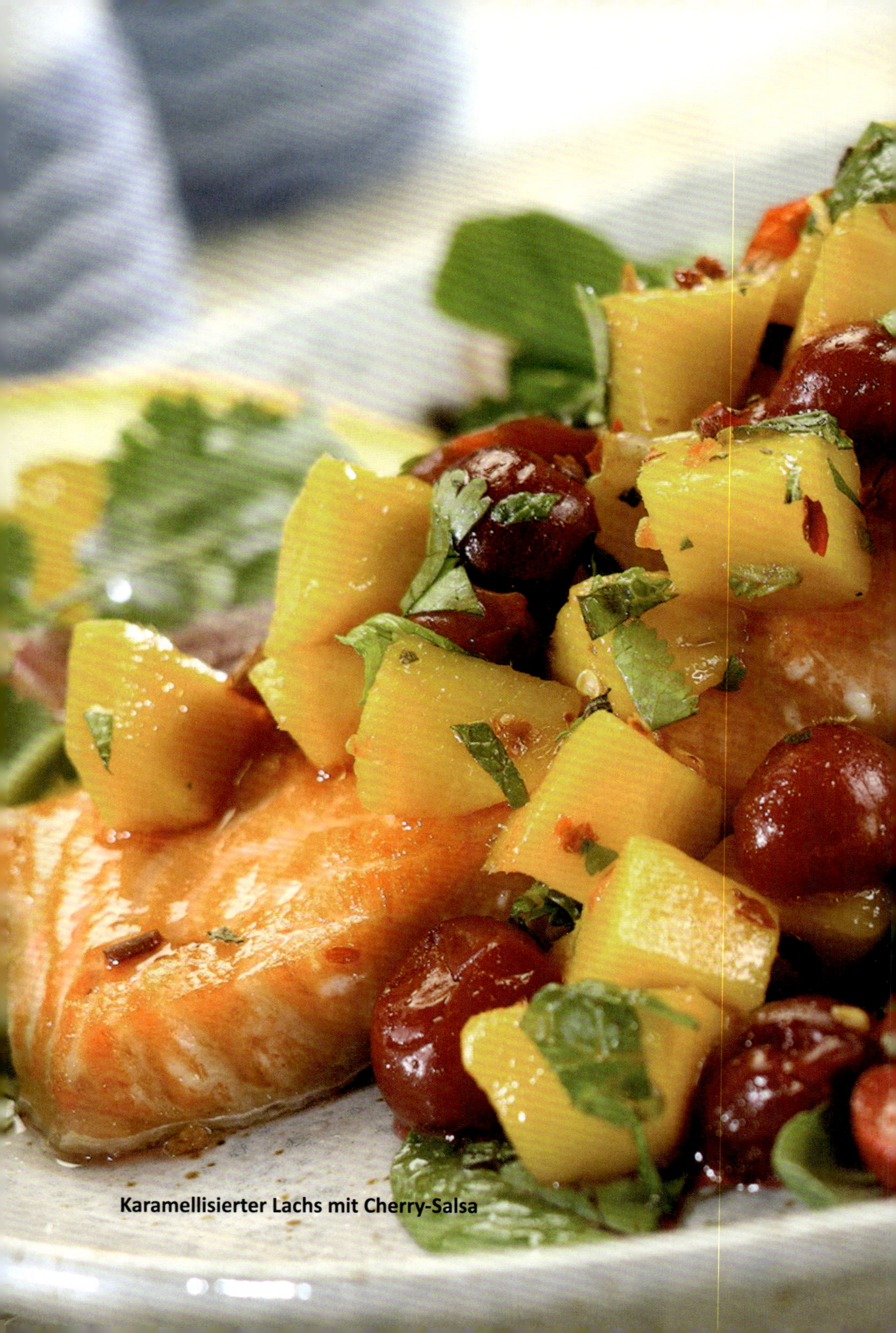
Karamellisierter Lachs mit Cherry-Salsa

Karamellisierter Lachs mit Cherry-Salsa

Zutaten (für 4 Personen):

1 Tasse gefrorene Montmorency-Sauerkirschen, aufgetaut, abgetropft und halbiert
ca. 800 g frisches Lachsfilet mit Haut
3 Esslöffel brauner Zucker
1 Esslöffel Orangenzesten, unbehandelt
½ Teelöffel Pfeffer, grob gemahlen
1 reife Mango oder Papaya, entsteint, geschält und gewürfelt
2 Esslöffel frische Minze, Basilikum oder Koriander, geschnitten
2 Teelöffel Balsamico-Essig
¼ Teelöffel roter Pfeffer, zerdrückt

1. Vermengen Sie den braunen Zucker, die Orangenzesten und den Pfeffer.

2. Legen Sie den Lachs mit der Hautseite nach unten in einen flachen Behälter und reiben Sie ihn mit der Zuckermixtur ein. Abgedeckt für 2 bis 8 Stunden in den Kühlschrank stellen.

3. Nehmen Sie den Lachs nun heraus und lassen ihn gut abtropfen. Mit der Hautseite nach unten in einer Pfanne bei mittlerer Hitze anbraten, bis der Fisch leicht ausflockt. Dann ist er gar, aber nicht zu trocken. Besonders aromatisch wird der Fisch, wenn Sie ihn über einem Grill zubereiten. Besonders wichtig ist, den Lachs nicht zu wenden.

4. In der Zwischenzeit vermengen Sie die Sauerkirschen mit der Mango oder der Papaya, der Minze, dem Essig und dem roten Pfeffer. Geben Sie die Salsa über den noch warmen Fisch und servieren ihn frisch zubereitet.

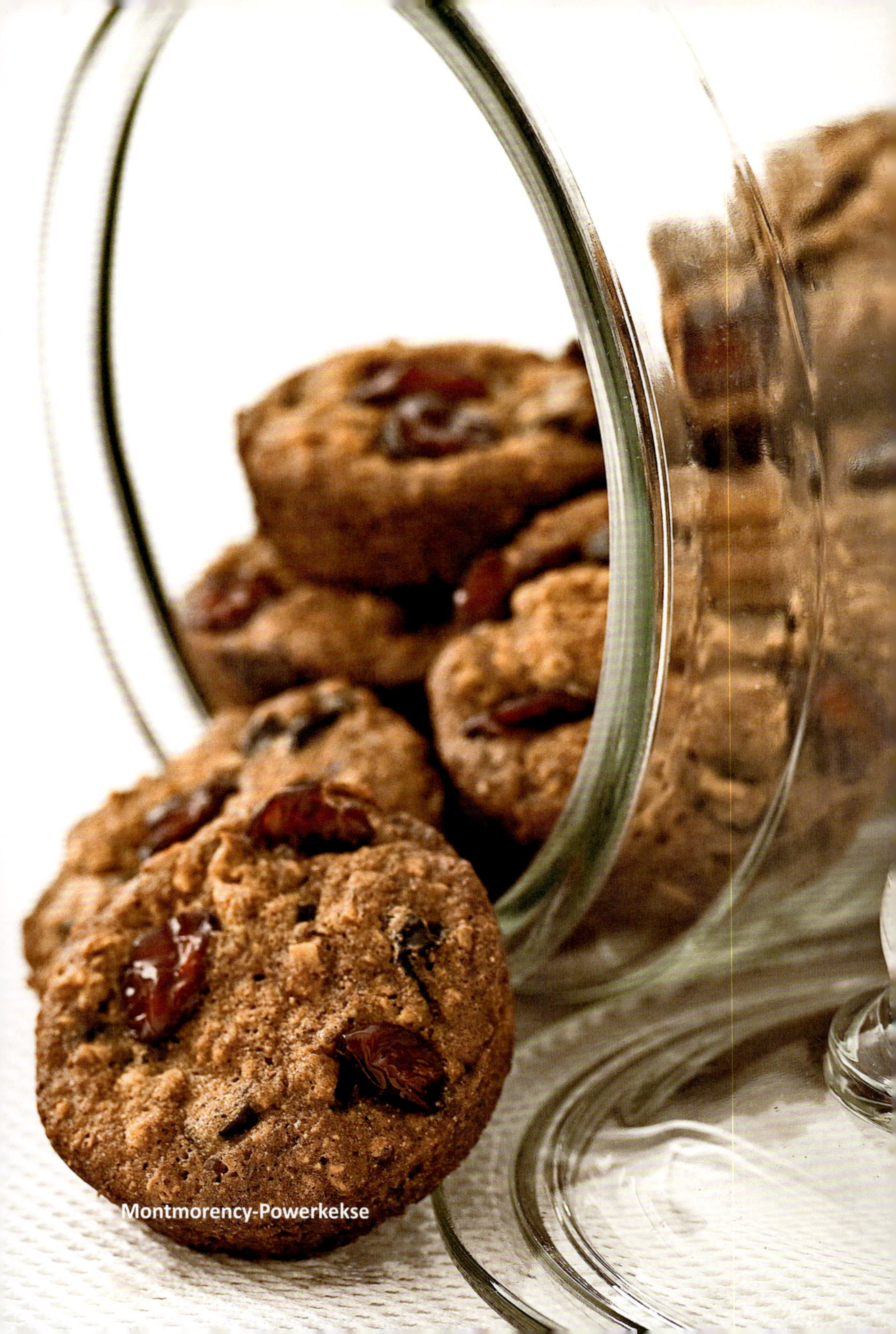

Montmorency-Powerkekse

Desserts, Kekse und Co.

Montmorency-Powerkekse

Zutaten (für ca. 50 Stück):

1 Tasse weiche Margarine
¾ Tasse Kristallzucker
¾ Tasse brauner Zucker
2 Eier
1 TL Vanilleextrakt
2¼ Tassen Mehl
1 TL Backnatron
1¾ Tassen grob gehackte weiße Schokolade
1½ Tassen getrocknete Montmorency-Sauerkirschen
1 Tasse grob gehackte Cashewnüsse

1. Die Margarine mit Kristallzucker, braunem Zucker, Eiern und Vanilleextrakt in einer großen Schüssel mit dem Mixer auf mittlerer Stufe aufschlagen, bis alles gut vermischt ist.

2. In einer anderen Schüssel das Mehl mit dem Backnatron vermengen und dieses nach und nach unter Rühren zur Margarinemischung geben. Die weiße Schokolade, die getrockneten Sauerkirschen und die Cashewnüsse vorsichtig unter den Teig heben.

3. Mit einem Teelöffel kleine Portionen auf ein mit Backpapier ausgelegtes Backblech setzen. Genügend Abstand zwischen den einzelnen Keksen lassen, damit sie beim Backen nicht ineinanderlaufen. Die Kekse bei 175 °C im vorgeheizten Ofen etwa 10 – 12 Minuten backen, bis sie leicht goldbraun sind. Vorsicht: Nicht zu lange backen!

4. Die Kekse auf einem Gitterrost auskühlen lassen und luftdicht in einer Dose verstauen. Sie können auch hervorragend eingefroren werden.

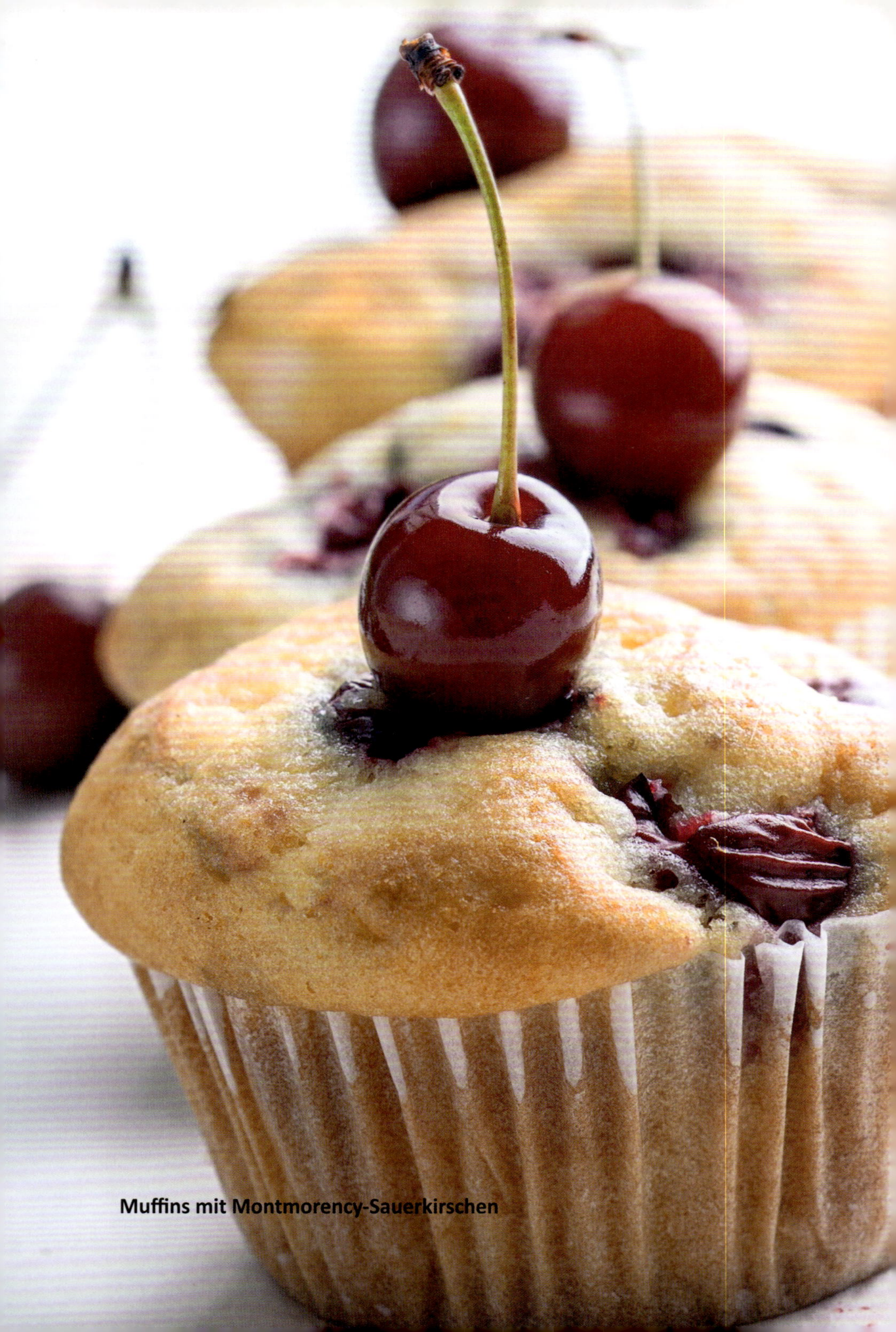
Muffins mit Montmorency-Sauerkirschen

Muffins mit Montmorency-Sauerkirschen

Zutaten (für 12 Stück):

2 Tassen Mehl
¾ Tasse Kristallzucker
1 TL Mohnsamen
1 TL Backpulver
¼ TL Salz
1 Tasse Milch
¼ Tasse geschmolzene Butter
1 Ei, leicht aufgeschlagen
½ Tasse getrocknete Montmorency-Sauerkirschen
3 TL abgeriebene Orangenschale

1. Das Mehl mit Zucker, Mohnsamen, Backpulver und Salz in einer großen Rührschüssel vermischen. Milch, geschmolzene Butter und Ei zugeben und nur so lange rühren, bis alle trockenen Zutaten gerade befeuchtet sind. Die getrockneten Sauerkirschen und die Orangenschale vorsichtig unterrühren.

2. Ein Muffinblech mit papiernen Muffinförmchen auslegen und die Förmchen zu zwei Dritteln mit dem Teig füllen. Den Ofen auf 200 °C vorheizen und die Muffins 18 – 22 Minuten backen (oder eben so lange, bis ein Holzstäbchen in die Mitte eines Muffins gepiekst werden kann und ohne Teiganhaftung wieder herauszuziehen ist).

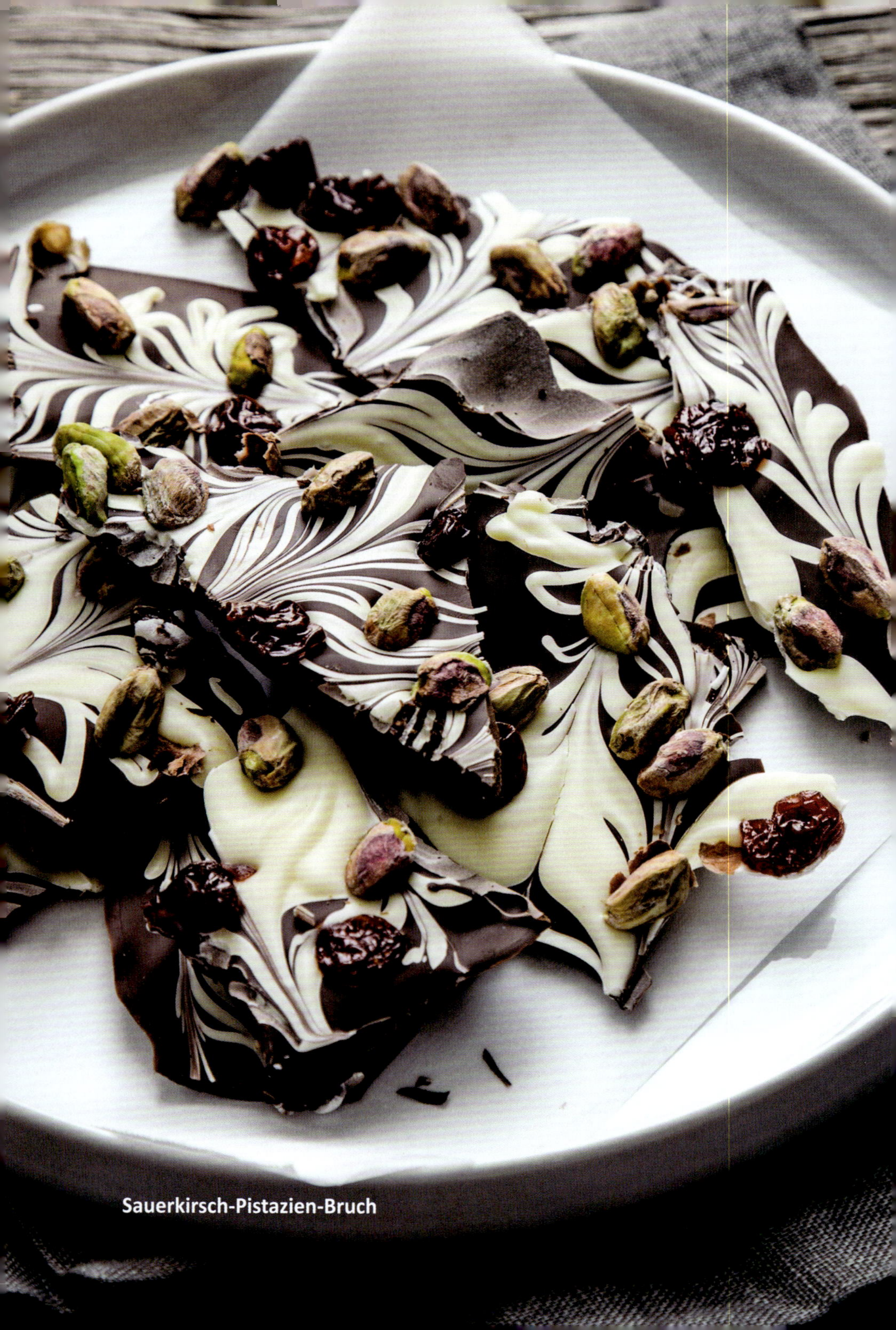
Sauerkirsch-Pistazien-Bruch

Sauerkirsch-Pistazien-Bruch

Zutaten (für 8 – 10 Portionen):

1½ Tassen dunkle Schokolade
½ Tasse weisse Schokolade
1½ Teelöffel Kokosnussöl
½ Tasse getrocknete Montmorency-Sauerkirschen
½ Tasse geschälte Pistazien

1. Legen Sie ein flaches Backblech mit Backpapier aus und stellen Sie es beiseite.

2. Die dunkle Schokolade mit einem Teelöffel des Kokosnussöls unter Rühren im Wasserbad einschmelzen. In einem separaten Wasserbad die weiße Schokolade mit dem restlichen Kokosnussöl einschmelzen.

3. Verteilen Sie die dunkle Schokolade großflächig auf dem vorbereiteten Backblech. Tröpfeln Sie nun die weiße Schokolade auf die dunkle und ziehen Sie mit einem Buttermesser oder einem Zahnstocher Muster in die Schokolade.

4. Geben Sie zuletzt die Pistazien und die getrockneten Montmorency-Sauerkirschen darüber. Wenn die Masse erkaltet ist, brechen Sie sie in kleine mundgerechte Stücke.

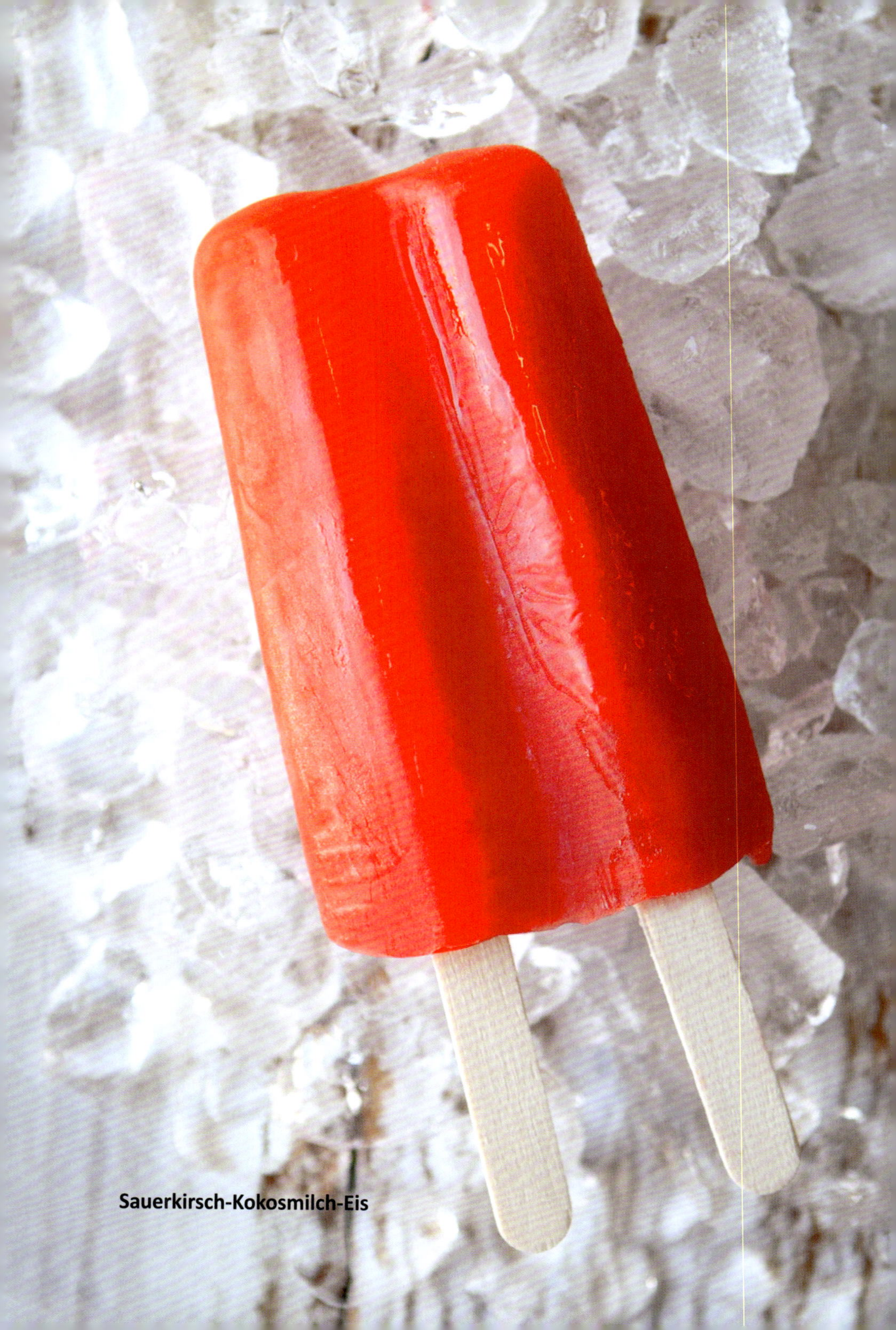

Sauerkirsch-Kokosmilch-Eis

Sauerkirsch-Kokosmilch-Eis

Zutaten (für 6 Eisformen):

1½Tassen Montmorency-Sauerkirschsaft
¾ Tasse Kokosmilch
1 Teelöffel Agavennektar oder Honig
¾ Teelöffel pures Vanilleextrakt

1. Geben Sie die Hälfte des Sauerkirschsafts in 6 Eisförmchen und frieren Sie diese für 1 Stunde.

2. In einer kleinen Schüssel vermischen Sie nun die Kokosmilch, den Agavennektar und das Vanilleextrakt und verteilen die Flüssigkeit gleichmäßig auf die Eisförmchen. Geben Sie die Förmchen erneut für 1 Stunde in den Tiefkühler.

3. Verteilen Sie nun den verbliebenen Sauerkirschsaft auf die Eisformen und geben diese für weitere 2 Stunden ins Eisfach.

4. Sobald das Eis serviert werden soll, halten Sie die Förmchen kurz unter lauwarmes Wasser, damit das Eis sich besser herauslösen lässt.

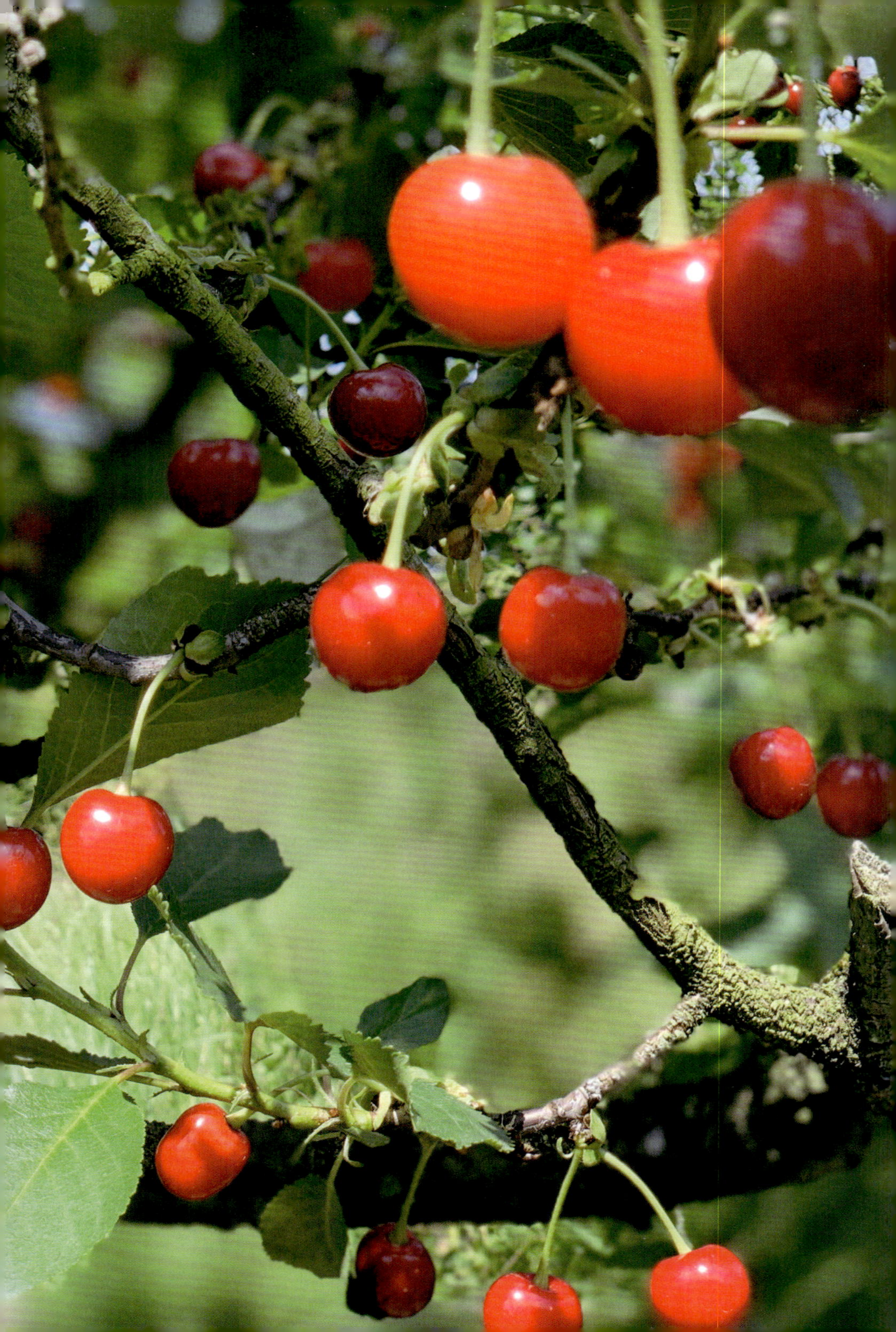

Schlusswort

„Du bist, was du isst", ein Zitat aus dem Volksmund, über Jahrhunderte geprägt und in den letzten Jahrzehnten von vielen Menschen vergessen. Stress und Hektik begleiten uns durch unseren Tag und prägen immer stärker unseren Alltag. Glücklicherweise entdecken immer mehr Menschen wieder ihr Bewusstsein für ihren Körper und achten auf ihre Ernährung. Gesundheit ist eben nicht selbstverständlich und wir müssen bewusst etwas dafür tun. Viele Menschen versuchen ihren Körper fit und gesund zu halten, um den wachsenden äußeren Anforderungen besser standhalten zu können. Für diese Menschen sind Superfoods wie die Sauerkirsche eine echte Bereicherung. Sauerkirschen beugen Krankheiten vor, u. a. indem sie durch ihre vielen Polyphenole freie Radikale und damit die Folgen des (oxidativen) Stresses mindern. Hippokrates war es, der sagte „Lasst eure Nahrungsmittel eure Heilmittel sein." Durch eine qualitativ hochwertige und ausgewogene Ernährung lassen sich im Vorfeld viele Krankheiten vermeiden. Die Menschen dürfen über ihre Alltagsroutine nicht vergessen und verlernen zu spüren, was ihr Körper braucht. Denn ein solches allgemeines Bewusstsein ist günstiger und langfristig hilfreicher, als mit dem Hammer nachzusorgen und die Konsequenzen der eigenen Fehler zu tragen.

Die Sauerkirschen bieten durch ihr breites Spektrum an Wirkstoffen und ihre gute Integrierbarkeit in den Alltag optimale Voraussetzungen, um den heutigen Anforderungen bestmöglich entgegenzutreten und Krankheiten vorzubeugen. Vermehrte wissenschaftliche Untersuchungen zur Wirksamkeit und den Wirkmechanismen, die in unserem Körper stattfinden, werden in Zukunft sicher noch mehr positive Eigenschaften der Sauerkirschen zeigen. Wünschenswert wäre auch eine Fortführung der medizinischen Anwendung der Sauerkirschen, sowohl in Konzentrat- als auch in Pulverform. Dabei ist neben dem therapeutischen Einsatz auch das Thema Krankheitsvorbeugung zu bedenken.

Tobias Duven
Dr. Jürgen Schwarzl

Danksagung

So ein Buch schreibt man nie ganz alleine. Ohne Unterstützung von Freunden und Kollegen, ihre kritische Meinung und Kommentare wäre dieses Buch sicher nur halb so schön geworden. Diesen Menschen möchten wir hier danken. Ganz besonders Christian Weber, der uns sehr beim Schreiben mit seinem wissenschaftlichen Sinn und Interesse unterstützt hat. Er wird sicher ein guter Arzt werden!

Zur Person

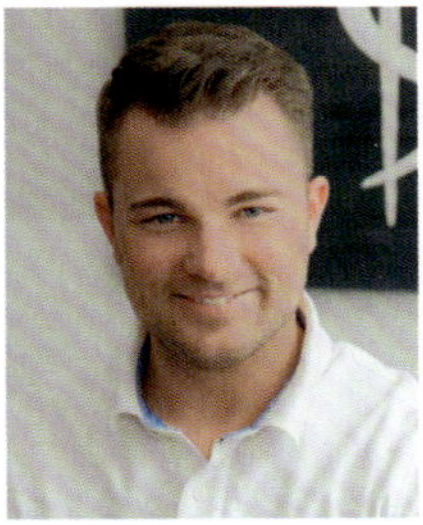

© privat

Tobias Duven arbeitet als Heilpraktiker in eigener Praxis in Düsseldorf. In seiner Arbeit verbindet er in verschiedenen Therapieformen alte traditionelle Ansätze mit neuen wissenschaftlichen Erkenntnissen zu einer ganzheitlichen Gesundheits- und Lebensphilosophie. Hierbei nimmt die Vorbeugung und Früherkennung von Krankheiten eine besondere Rolle ein. Durch die immer besser werdende Erforschung unserer Lebensmittel ist es möglich, eine Brücke zwischen der traditionellen Anwendung aus der Erfahrungsheilkunde und dem konkreten wissenschaftlichen Einsatz der Inhaltsstoffe und deren Wirkung zu schlagen und so beide Systeme miteinander in Einklang zu bringen.

Die Möglichkeiten der Phytotherapie, mit Pflanzen bzw. hieraus gewonnenen natürlichen Stoffen Krankheiten zu lindern, begeistern ihn seit vielen Jahren. Ständig auf der Suche nach neuen Pflanzen, Kräutern und Früchten, die für seine Patienten einen sinnvollen Nutzen darstellen können, kam er vor einigen Jahren erstmals mit der bis dato in Europa noch wenig verbreiteten und wenig bekannten Montmorency-Sauerkirsche in Verbindung. Schnell erkannte er den überaus breiten therapeutischen Nutzen dieser fast vergessenen Heilfrucht. Erste praktische Anwendungen überzeugten ihn, diese Frucht intensiver zu testen und ihre Wirkung zu erforschen.

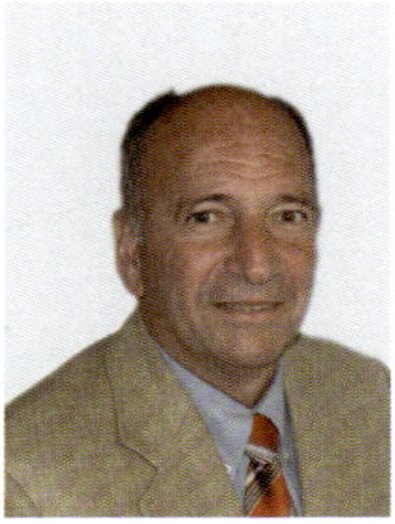

Dr. Jürgen Schwarzl arbeitet freiberuflich als Berater bei pharmakologischen Fragen mit Ärzten, Apothekern und Therapeuten zusammen. Darüber hinaus veröffentlicht er als medizinischer Journalist regelmäßig Fachartikel. Dahinter stehen jahrelange berufliche Erfahrungen in pharmazeutischen Unternehmen, die pflanzliche Arzneimittel in ihrem Sortiment führen.

Gleich nach dem Studium von Chemie und Pharmazie wandte sich Dr. Schwarzl beruflich der Pflanzenheilkunde zu. Das Interesse dafür hatte seine Großmutter geweckt mit ihrem Kräuterwissen und dessen Anwendung bei Alltagsbeschwerden. Hier spielte bereits die Sauerkirsche als Nahrungs- und Hausmittel eine Rolle. Den wissenschaftlichen Hintergrund für das Verständnis der Pflanzenwelt hatte ihm seine Tante als Biologin vermittelt. So blieb es in späteren Jahren nicht aus, dass er sich mit dem überlieferten Wissen der Kräuterfrauen vergangener Zeiten beschäftigte und dieses, soweit es möglich war, sammelte.

In Gedenken an Herrn Dr. Jürgen Schwarzl (†2020),
Diplom Chemiker und Medizinjournalist,
der sein Leben bis ins hohe Alter der Erforschung des medizinischen
Potenzials von Heilpflanzen gewidmet hat.

Quellen

Fachliteratur

Alberts, A. et al.: *Die Baum- und Strauchapotheke.* Franckh-Kosmos Verlag, Stuttgart 2004

Bäumler, S.: *Heilpflanzenpraxis heute* Bd. 1. Urban & Fischer, München 2012

Berger, M.: *Von der Heilkraft der Bäume.* Neue Erde, Saarbrücken 2008

Bronnenmayer, H.: *Balance im Leben.* www.raiffeisen.at (11.11.2015)

Hänsel, R. u. Sticher, O.: *Pharmakognosie/Phytopharmazie.* Springer Verlag, Heidelberg 2010

Hiller, K. u. Melzig, M. F.: *Lexikon der Arzneipflanzen.* Spektrum Verlag, Heidelberg 2010

Kölbl, K.: *Kräuterfibel.* Reprint-Verlag Konrad Kölbl KG, München 1995

Lampe, I. u. Hilsendegen, P.: *Die Inhaltsstoffe der Sauerkirsche* (2006). www.dlr-rheinpfalz.rlp.de (11.11.2015)

Lampe, I.: *Inhaltsstoffe und Gesundheitswert von Steinobst.* www.dlr-rheinpfalz.rlp.de (11.11.2015)

Losch, Fr.: *Kräuterbuch.* Bechtermünz Verlag, Augsburg 1997

Pilaske, R.: *Heilkraft der Bäume.* Fachverlag Fraund, Mainz 2002

Reinecke, Chr.: *„Altern und oxidativer Stress“*, in: *Der Heilpraktiker* 11/2013

Schönfelder, I. u. P.: *Heilpflanzenführer.* Franckh-Kosmos Verlag, Stuttgart 2001

Völkel, U.: *Heimische Pflanzen.* Rhino Verlag, Ilmenau 2011

Studien

Abbott, W., Brashill, C., Brett, A., & Clifford, T. (2019). Tart Cherry Juice: No Effect on Muscle Function Loss or Muscle Soreness in Professional Soccer Players After a Match. International Journal of Sports Physiology and Performance, 1–21.

Alba C, M.-A., Daya, M., & Franck, C. (2019). Tart Cherries and health: Current knowledge and need for a better understanding of the fate of phytochemicals in the human gastrointestinal tract. Critical Reviews in Food Science and Nutrition, 59(4), 626–638.

Bell, P. G., McHugh, M. P., Stevenson, E., & Howatson, G. (2014). The role of cherries in exercise and health. Scandinavian Journal of Medicine & Science in Sports, 24(3), 477–490.

Bell, P. G., Gaze, D. C., Davison, G. W., George, T. W., Scotter, M. J., & Howatson, G. (2014). Montmorency tart cherry (Prunus cerasus L.) concentrate lowers uric acid, independent of plasma cyanidin-3-O-glucosiderutinoside. Journal of Functional Foods, 11, 82–90.

Bell, P. G., Stevenson, E., Davison, G. W., & Howatson, G. (2016). The effects of montmorency tart cherry concentrate supplementation on recovery following prolonged, intermittent exercise. Nutrients, 8(7).

Bell, P. G., Walshe, I. H., Davison, G. W., Stevenson, E. J., & Howatson, G. (2015). Recovery facilitation with Montmorency cherries following high-intensity, metabolically challenging exercise. Applied Physiology, Nutrition, and Metabolism, 40(4), 414–423.

Bell, P. G., Walshe, I. H., Davison, G. W., Stevenson, E., & Howatson, G. (2014). Montmorency cherries reduce the oxidative stress and inflammatory responses to repeated days high-intensity stochastic cycling. Nutrients, 6(2), 829–843.

Blando, F., Gerardi, C., & Nicoletti, I. (2004). Sour Cherry (Prunus cerasus L) Anthocyanins as Ingredients for Functional Foods. Journal of Biomedicine & Biotechnology, 2004(5), 253–258.

BLAU, L. W. (1950). Cherry diet control for gout and arthritis. Texas Reports on Biology and Medicine, 8(3), 309–311.

Bowtell, J. L., Sumners, D. P., Dyer, A., Fox, P., & Mileva, K. N. (2011). Montmorency cherry juice reduces muscle damage caused by intensive strength exercise. Medicine and Science in Sports and Exercise.

Brown, M. A., Stevenson, E. J., & Howatson, G. (2019). Montmorency tart cherry (Prunus cerasus L.) supplementation accelerates recovery from exercise-induced muscle damage in females. European Journal of Sport Science, 19(1), 95–102.

Burkhardt, S., Dun Xian Tan, Manchester, L. C., Hardeland, R., & Reiter, R. J. (2001). Detection and quantification of the antioxidant melatonin in Montmorency and Balaton tart cherries (Prunus cerasus). Journal of Agricultural and Food Chemistry, 49, 4898–4902.

Carson, C. A. (2016). Tart cherry juice as a treatment for chemotherapy-induced peripheral neuropathy. Journal of Clinical Oncology, 34(3_suppl), 153–153.

Chai, S. C., Davis, K., Wright, R. S., Kuczmarski, M. F., & Zhang, Z. (2018). Impact of tart cherry juice on systolic blood pressure and low-density lipoprotein cholesterol in older adults: a randomized controlled trial. Food & Function, 9(6), 3185–3194.

Chai, S. C., Jerusik, J., Davis, K., Wright, R. S., & Zhang, Z. (2019). Effect of Montmorency tart cherry juice on cognitive performance in older adults: a randomized controlled trial. Food & Function, 10(7), 4423–4431.

Coelho, L., De Lima, R., De Oliveira Assumpção, C., Prestes, J., & Denadai, B. S. (2015). Consumption of cherries as a strategy to attenuate exercise-induced muscle damage and inflammation in humans. Nutr Hosp.Nutr Hosp.Nutr Hosp, 323232(5), 1885–1893.

Collins, M. W., Saag, K. G., & Singh, J. A. (2019). Is there a role for cherries in the management of gout? Therapeutic Advances in Musculoskeletal Disease, 11, 1759720X19847018.

Connolly, D. a J., McHugh, M. P., Padilla-Zakour, O. I., Carlson, L., & Sayers, S. P. (2006). Efficacy of a tart cherry juice blend in preventing the symptoms of muscle damage. British Journal of Sports Medicine, 40(8), 679–683; discussion 683.

Davis, G. R., & Bellar, D. (2019). Montmorency cherry supplement does not affect aerobic exercise performance in healthy men. International Journal for Vitamin and Nutrition Research.

Desai, T., Bottoms, L., & Roberts, M. (2018). The effects of Montmorency tart cherry juice supplementation and FATMAX exercise on fat oxidation rates and cardiometabolic markers in healthy humans. European Journal of Applied Physiology.

Dimitriou, L., Hill, J. A., Jehnali, A., Dunbar, J., Brouner, J., McHugh, M. P., & Howatson, G. (2015). Influence of a montmorency cherry juice blend on indices of exercise-induced stress and upper respiratory tract symptoms following marathon running—a pilot investigation. Journal of the International Society of Sports Nutrition, 12(1), 22.

Elliot L, D., Kuehl S, K., Jones Dupree, K., & Dulacki, K. (2010). Using an eccentric exercise-testing protocol to assess the beneficial effects of tart cherry juice in fibromyalgia patients. Integrative Medicine: A Clinician's Journal, 9(6), 24–29.

Fairlie-Jones, L., Davison, K., Fromentin, E., & Hill, A. M. (2017). The effect of anthocyanin-rich foods or extracts on vascular function in adults: A systematic review and meta-analysis of randomised controlled trials. Nutrients.

Goodenough, C., Levers, K., Dalton, R., Galvan, E., O'Connor, A., Simbo, S., ... Kreider, R. (2014). Powdered tart cherry supplementation mitigates the post-exercise immune response with reduction in total antioxidant status and serum triglyceride levels following an acute bout of intense endurance exercise. Journal of the International Society of Sports Nutrition, 11(Suppl 1), P34.

Haidari, F., Mohammad Shahi, M., Keshavarz, S. A., & Rashidi, M. R. (2009). Inhibitory Effects of Tart Cherry (Prunus cerasus) Juice on Xanthine Oxidoreductase Activity and its Hypouricemic and Antioxidant Effects on Rats. Malaysian Journal of Nutrition, 15(1), 53–64.

Hillman, A. R., Taylor, B. C. R., & Thompkins, D. (2017). The effects of tart cherry juice with whey protein on the signs and symptoms of exercise-induced muscle damage following plyometric exercise. Journal of Functional Foods, 29, 185–192.

Howatson, G., McHugh, M. P., Hill, J. a., Brouner, J., Jewell, a. P., Van Someren, K. a., ... Howatson, S. a. (2010). Influence of tart cherry juice on indices of recovery following marathon running. Scandinavian Journal of Medicine and Science in Sports, 20(6), 843–852.

Howatson, G., Bell, P. G., Tallent, J., Middleton, B., McHugh, M. P., & Ellis, J. (2012). Effect of tart cherry juice (Prunus cerasus) on melatonin levels and enhanced sleep quality. European Journal of Nutrition, 51(8), 909–916.

Jackman, S. R., Brook, M. S., Pulsford, R. M., Cockcroft, E. J., Campbell, M. I., Rankin, D., ... Bowtell, J. L. (2018). Tart cherry concentrate does not enhance muscle protein synthesis response to exercise and protein in healthy older men. Experimental Gerontology, 110, 202–208.

Jacob, R. A., Spinozzi, G. M., Simon, V. A., Kelley, D. S., Prior, R. L., Hess-Pierce, B., & Kader, A. A. (2003). Consumption of cherries lowers plasma urate in healthy women. The Journal of Nutrition, 133(6), 1826–1829.

Keane, K. M., Bailey, S. J., Vanhatalo, A., Jones, A. M., & Howatson, G. (2018). Effects of montmorency tart cherry (L. Prunus Cerasus) consumption on nitric oxide biomarkers and exercise performance. Scandinavian Journal of Medicine & Science in Sports, 28(7), 1746–1756.

Keane, K. M., Haskell-Ramsay, C. F., Veasey, R. C., & Howatson, G. (2016). Montmorency Tart cherries (Prunus cerasus L.) modulate vascular function acutely, in the absence of improvement in cognitive performance. The British Journal of Nutrition, 116(11), 1935–1944.

Keane, K. M., George, T. W., Constantinou, C. L., Brown, M. a., Clifford, T., & Howatson, G. (2016). Effects of tart Montmorency cherry (Prunus Cerasus L .) consumption on vascular function in males with early hypertension . Am J Clin Nutr, (May), 1–9.

Keane, K. M., Bell, P. G., Lodge, J. K., Constantinou, C. L., Jenkinson, S. E., Bass, R., & Howatson, G. (2016). Phytochemical uptake following human consumption of Montmorency tart cherry (L. Prunus cerasus) and influence of phenolic acids on vascular smooth muscle cells in vitro. European Journal of Nutrition, 55(4), 1695–1705.

Kelley, D. S., Adkins, Y., Reddy, A., Woodhouse, L. R., Mackey, B. E., & Erickson, K. L. (2013). Sweet Bing Cherries Lower Circulating Concentrations of Markers for Chronic Inflammatory Diseases in Healthy Humans. The Journal of Nutrition.

Kelley, D. S., Rasooly, R., Jacob, R. A., Kader, A. A., & Mackey, B. E. (2006). Consumption of Bing Sweet Cherries Lowers Circulating Concentrations of Inflammation Markers in Healthy Men and Women. The Journal of Nutrition.

Kelley, D., Adkins, Y., & Laugero, K. (2018). A Review of the Health Benefits of Cherries. Nutrients 2018, Vol. 10, Page 368, 10(3), 368.

Kuehl, K. S. (2012). Cherry juice targets antioxidant potential and pain relief. Medicine and Sport Science, 59, 86–93.

Kuehl, K. S., Elliot, D. L., Sleigh, A. E., & Smith, J. L. (2012). Efficacy of Tart Cherry Juice to Reduce Inflammation Biomarkers among Women with Inflammatory Osteoarthritis (OA). Journal of Food Studies, 1(1), 14–25.

Kuehl, K. S., Perrier, E. T., Elliot, D. L., & Chesnutt, J. C. (2010). Efficacy of tart cherry juice in reducing muscle pain during running: a randomized controlled trial. Journal of the International Society of Sports Nutrition, 7, 17.

Kupusarevic, J., McShane, K., & Clifford, T. (2019). Cherry Gel Supplementation Does Not Attenuate Subjective Muscle Soreness or Alter Wellbeing Following a Match in a Team of Professional Rugby Union players: A Pilot Study. Sports (Basel, Switzerland), 7(4).

Lamb, K. L., Ranchordas, M. K., Johnson, E., Denning, J., Downing, F., & Lynn, A. (2019). No Effect of Tart Cherry Juice or Pomegranate Juice on Recovery from Exercise-Induced Muscle Damage in Non-Resistance Trained Men. Nutrients, 11(7).

Lear, R., O'Leary, M., O'Brien Andersen, L., Holt, C. C., Stensvold, C. R., van der Giezen, M., & Bowtell, J. L. (2019). Tart Cherry Concentrate Does Not Alter the Gut Microbiome, Glycaemic Control or Systemic Inflammation in a Middle-Aged Population. Nutrients, 11(5).

Levers, K., Dalton, R., Galvan, E., Goodenough, C., O'Connor, A., Simbo, S., ... Kreider, R. B. (2015). Effects of powdered Montmorency tart cherry supplementation on an acute bout of intense lower body strength exercise in resistance trained males. Journal of the International Society of Sports Nutrition, 12(1), 41.

Levers, K., Dalton, R., Galvan, E., O'Connor, A., Goodenough, C., Simbo, S., ... Kreider, R. B. (2016). Effects of powdered Montmorency tart cherry supplementation on acute endurance exercise performance in aerobically trained individuals. Journal of the International Society of Sports Nutrition, 13(1), 22.

Liu, A., Tipton, R., Pan, W., Finley, J., Prudente, A., Karki, N., ... Greenway, F. (2014). Tart cherry juice increases sleep time in older adults with insomnia (830.9). The FASEB Journal , 28(1 Supplement).

Losso, J. N., Finley, J. W., Karki, N., Liu, A. G., Prudente, A., Tipton, R., ... Greenway, F. L. (2018). Pilot Study of the Tart Cherry Juice for the Treatment of Insomnia and Investigation of Mechanisms. American Journal of Therapeutics, 25(2), e194–e201.

Lynn, A., Mathew, S., Moore, C. T., Russell, J., Robinson, E., Soumpasi, V., & Barker, M. E. (2014). Effect of a tart cherry juice supplement on arterial stiffness and inflammation in healthy adults: a randomised controlled trial. Plant Foods for Human Nutrition (Dordrecht, Netherlands), 69(2), 122–127.

M., S., & M.R.B., T. T. (2019). Effect of tart cherry on aromatase inhibitor-induced arthralgia (AIA) in nonmetastatic hormone-positive breast cancer patients: A randomized double-blind placebo-controlled trial. Journal of Clinical Oncology.

Martin, K. R., Bopp, J., Burrell, L., & Hook, G. (2011). The effect of 100% tart cherry juice on serum uric acid levels, biomarkers of inflammation and cardiovascular disease risk factors. The FASEB Journal.

Martin, K. R., Burrell, L., & Bopp, J. (2018). Authentic tart cherry juice reduces markers of inflammation in overweight and obese subjects: a randomized, crossover pilot study. Food & Function, 9(10), 5290–5300.

Martin, K. R., & Coles, K. M. (2019). Consumption of 100% Tart Cherry Juice Reduces Serum Urate in Overweight and Obese Adults. Current Developments in Nutrition, 3(5), nzz011.

Matout, M., Halme, A. S., & Wiseman, J. (2019). A case of acute kidney injury secondary to black cherry concentrate in a patient with chronic kidney disease secondary to type 2 diabetes mellitus. CEN Case Reports.

McCormick, R., Peeling, P., Binnie, M., Dawson, B., & Sim, M. (2016). Effect of tart cherry juice on recovery and next day performance in well-trained Water Polo players. Journal of the International Society of Sports Nutrition, 13(1), 41.

McHugh, M. P., & Kwiecien, S. Y. (2016). Tart Cherry Juice Consumption as a Potential Treatment for Migraine Headaches: A Pilot Study: 869 Board #185 June 1, 2: 00 PM - 3: 30 PM. Medicine and Science in Sports and Exercise, 48(5 Suppl 1), 244.

Morgan, P. T., Barton, M. J., & Bowtell, J. L. (2019). Montmorency cherry supplementation improves 15-km cycling time-trial performance. European Journal of Applied Physiology, 119(3), 675–684.

Outlaw, J. J., Wilborn, C. D., Smith-Ryan, A. E., Hayward, S. E., Urbina, S. L., Taylor, L. W., & Foster, C. A. (2014). Effects of a pre-and post-workout protein-carbohydrate supplement in trained crossfit individuals. SpringerPlus, 3, 369.

Pigeon, W. R., Carr, M., Gorman, C., & Perlis, M. L. (2010). Effects of a tart cherry juice beverage on the sleep of older adults with insomnia: a pilot study. Journal of Medicinal Food, 13(3), 579–583.

Polley, K. R., Oswell, N. J., Pegg, R. B., & Cooper, J. A. (2019). Tart cherry consumption with or without prior exercise increases antioxidant capacity and decreases triglyceride levels following a high-fat meal. Applied Physiology, Nutrition, and Metabolism = Physiologie Appliquee, Nutrition et Metabolisme.

Quinlan, R., & Hill, J. A. (2019). The Efficacy of Tart Cherry Juice in Aiding Recovery After Intermittent Exercise. International Journal of Sports Physiology and Performance.

Schumacher, H. R., Pullman-Mooar, S., Gupta, S. R., Dinnella, J. E., Kim, R., & McHugh, M. P. (2013). Randomized double-blind crossover study of the efficacy of a tart cherry juice blend in treatment of osteoarthritis (OA) of the knee. Osteoarthritis and Cartilage, 21(8), 1035–1041.

Scott, A. (2014). The Influence of Different Sources of Polyphenols on Sub- Maximal Cycling and Time Trial Performance. Journal of Athletic Enhancement.

Tiernan, C., Imrhan, V., Prasad, C., Vijayagopal, P., & Juma, S. (2016). Tart cherry in amelioration of pain in the elderly. Nutrition and Aging.

Traustadottir, T., Davies, S. S., Stock, A. A., Su, Y., Heward, C. B., Roberts, L. J. 2nd, & Harman, S. M. (2009). Tart cherry juice decreases oxidative stress in healthy older men and women. The Journal of Nutrition, 139(10), 1896–1900.

Vitale, K. C., Hueglin, S., & Broad, E. (2017). Tart Cherry Juice in Athletes: A Literature Review and Commentary. Current Sports Medicine Reports.

Zhang, Y., Neogi, T., Chen, C., Chaisson, C., Hunter, D. J., & Choi, H. K. (2012). Cherry consumption and decreased risk of recurrent gout attacks. Arthritis and Rheumatism, 64(12), 4004–4011.

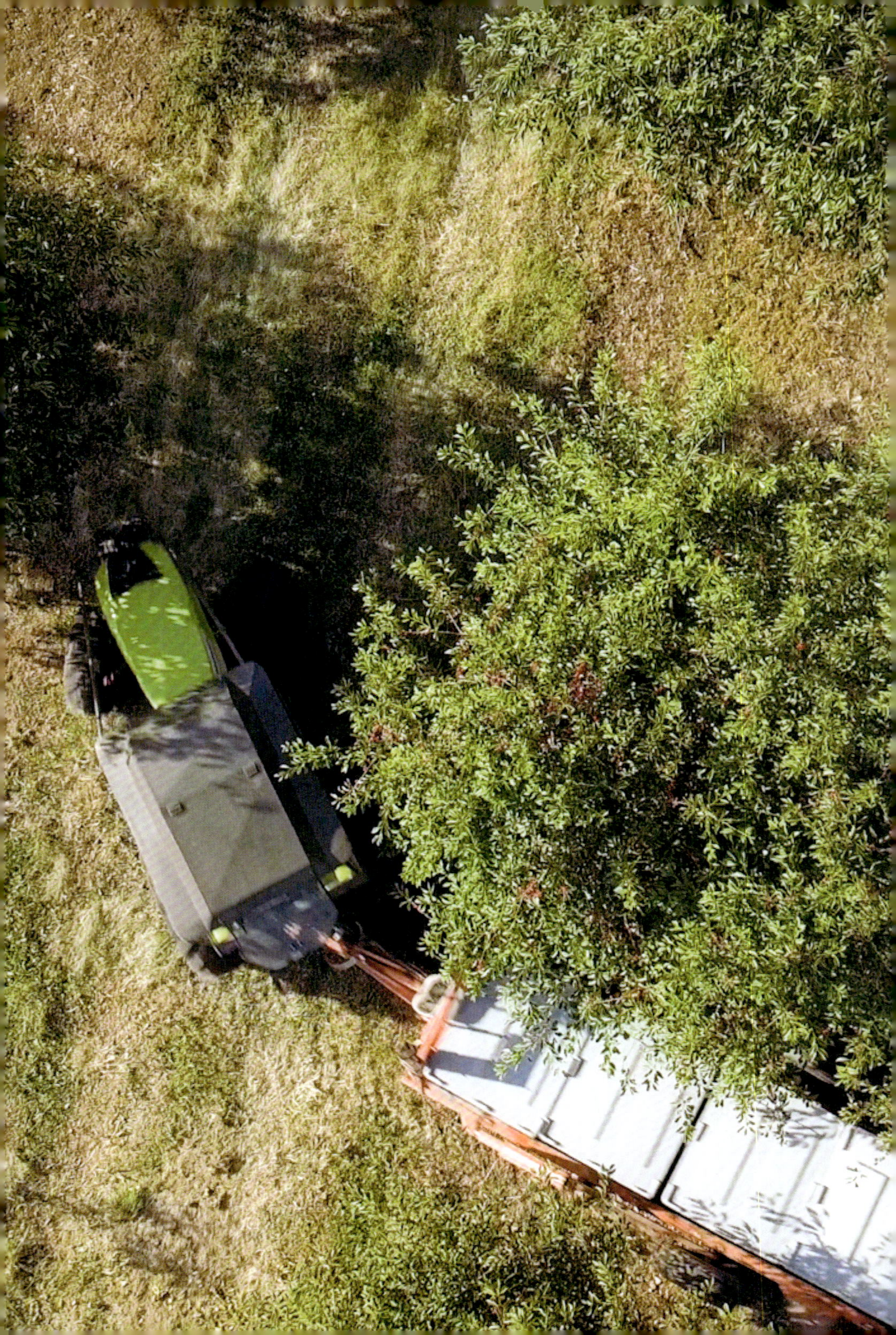

Register

Abbildungs- und Rezeptnachweis

Diagramme
Seite 25, 26, 29, 32 (Molekülstruktur), 43, 54, 56: Gestaltung: LIME-DROP, Claudia Klasing Pandolfi

Rezepte mit freundlicher Genehmigung
Seite 63: Cherry Marketing Institute and Averie Sunshine of AveriCooks.com
Seite 65 oben: Cherry Marketing Institute and Emily Hill of IsThisREALLYMyLife.com
Seite 65 unten: Cherry Marketing Institute and Mitzi Dulan of NutritionExpert.com
Seite 73, 75, 77, 79, 81, 83, 85 86, 89: Cherry Marketing Institute
Seite 87: Cherry Marketing Institute and Emily Caruso of JellyToastBlog.com
Seite 71, 89: Cherry Marketing Institute and Dara Michalski of CookinCanuck.com

Bilder
Seite 3, 6, 8, 22, 34, 90, 102: Shoreline
Seite 6: Orchards Family
Seite 66, 70, 72, 74, 76, 78, 80, 82, 86: Cherry Marketing Institute (CMI)/Montmorency
Seite 60, 62, 64, 84, 88: iStock